Susi Rieth

Mit
Yoga
durchs Jahr

Susi Rieth

Mit Yoga *durchs* Jahr

**Meditationen und
Körperübungen zum
Entspannen**

Die Deutsche Bibliothek – CIP-Einheitsaufnahme

Rieth, Susi:
Mit Yoga durchs Jahr : Meditationen und Körperübungen
zum Entspannen ; Susi Rieth. – Landsberg/Lech :
mvg-verl., 1997
  (mvg-Paperbacks ; 571 : Natürlich heilen)
  ISBN 3-478-08571-3

Umschlaggestaltung: Schlotterer & Partner, München
Illustrationen: Susi Rieth
Druck- und Bindearbeiten: Ebner Ulm
Printed in Germany 080 571/897302
ISBN 3-478-08571-3

Inhalt

*Für Günter, Suserl
und Werner*

Vorwort

von Prim. Univ.-Prof. Dr. G. Klein

*D*em verständlichen Interesse aller Menschen, ihre Gesundheit zu bewahren, begegnet die Autorin mit diesem Buch. Es besteht aus Meditationsgeschichten und aus Anleitungen zu Körperübungen.

Dabei wird dem Leser klar, daß Meditation und Yoga nicht modische Fitneßübungen sind, sondern ein über viele Jahrhunderte tradiertes System religiös-philosophischer Rituale. Da man längst erkannt hat, daß die meditative Einstellung der Gesundheit förderlich ist, sind die Menschen heute besonders dafür empfänglich; dies um so mehr, als Zivilisation und Technik uns nicht nur die Vorteile eines angenehmen Lebens, sondern auch die Belastungen durch Hektik und Streß gebracht haben. Meditation und ruhige Selbstbesinnung gewinnen dadurch einen besonderen Stellenwert in unserem Dasein.

Darauf folgend werden systematische Anleitungen zu Bewegungsübungen gegeben, die Zeichnungen eindrucksvoll veranschaulichen. Diese Übungen des Stütz- und Bewegungsapparates finden besondere Beachtung in der Präventivmedizin, zumal sie geeignet sind, die Gelenkbeweglichkeit zu erhalten bzw. zu verbessern, den Bandapparat zu stärken und die Muskeldurchblutung zu fördern. Ist doch gerade heute ein krasser Bewegungsmangel, verbunden mit Überernährung, Ursache für die Entstehung von Erkrankungen des Bewegungsapparates und darüber hinaus für jene der inneren Organe und des Stoffwechsels.

Da sowohl psychosomatische Erkrankungen als auch Degenerationserscheinungen am Bewegungsapparat im Zunehmen begriffen sind, kommen den Meditationsübungen als wirksame Formen der Entspannung sowie den systematischen Körperübungen besondere Bedeutung zu.

Vorwort

von Dr. P. Brugger
Facharzt für Innere Medizin

*Y*oga, der indischen Philosophie entstammend, heißt wörtlich übersetzt »*Sammlung, Vertiefung*«. *Yoga* hat den Zweck den Menschen zu lehren seinen Körper zu beherrschen, um so eine Einheit zwischen Körper und Geist zu erreichen. Die daraus entstehende Harmonie ist für den menschlichen Organismus überaus wichtig. Aus zahlreichen Untersuchungen ist bekannt, daß eine Harmonie zwischen Anspannung (Sympathikus) und Entspannung (Vagus) für den menschlichen Körper notwendig ist, und daß bei Störungen zwischen dem sympathischen und vagalen Nervensystem, wie etwa durch starken Streß, Gesundheitsschäden auftreten können.

Wir alle wissen jedoch, daß gerade in der heutigen modernen Zeit, die geprägt ist von Geschwindigkeit, Hektik, Ungeduld, Engagement im Beruf und übermäßigem Streß, es oft nicht einfach ist, diese innere Ausgeglichenheit zu erreichen.

Die nachfolgenden Geschichten, die einen beim aufmerksamen Lesen sehr leicht die Mühen eines arbeitsreichen Tages vergessen lassen, sollen ebenso wie die in diesem Buch enthaltenen Übungsanleitungen dazu beitragen, die für uns so wichtige

11

innere Harmonie und damit die seelische Kraft und den inneren Frieden zu finden.

Einssein mit Allem

*Y*oga wird das erstemal in den Veden erwähnt und lehrt, daß der Glauben an eigene Möglichkeiten unbegrenzt ist.

Die vedische Literatur ist die älteste Niederschrift von heiligem Wissen und stammt aus Indien. Man nimmt an, daß das Wissen seit Jahrtausenden mündlich durch Schülernachfolge überliefert wurde. Von 1500 vor Christi bis 500 nach Christi wurden die Merksätze der vedischen Literatur niedergeschrieben.

Die Bhagavadgita, die Konzentration des vedischen Wissens, versucht die Menschen aus der Unwissenheit des materiellen Daseins zu befreien.

Meditation, Betrachtung von Bildern und der Natur, Versenkung in Meditationsgeschichten und Yoga-Körperübungen mit richtiger Atmung, sind ein Versuch, dem Yogaweg nahezukommen. Freiheit und Glück erlangen heißt, den Weg zur Zufriedenheit suchen und finden.

Wahres Wissen erlangen heißt, das zu sein, worüber man etwas wissen will. Man muß sich fühlen wie der Mensch, das Tier, die Pflanze, das Element, worüber man etwas erfahren möchte. Alles Wissen ruht in uns selbst.

Wer im Yoga leben möchte, muß Alles so behandeln, wie er gerne möchte, daß man ihn selbst behandeln soll. Jedes Lebewesen ist ein Teil Gottes. Gott ist der höchste Ruheort allen Seins.
Vedisches Wissen wurde durch das Herz der Menschen offenbart. Gott hat es seinen Kindern anvertraut und sein Wissen ruht in jeder Existenzform.

Yoga-Meditation

*A*lles was ich über Yoga und Meditation schreibe, habe ich selbst oder mit meinen Schülern gemeinsam erlebt und geübt.

In erster Linie war ich mit allem was ich tat immer bestrebt, mein Bestes zu geben und den Schülern, die mir vertrauten, Liebes zu tun.

Jeder von uns hat versucht im anderen die Begeisterung dafür zu wecken ein wenig Liebe, Freundlichkeit und Höflichkeit in unsere Umwelt hinauszutragen. In den letzten Jahren sind mir so viele liebenswerte und bewundernswerte Menschen begegnet, daß ich überzeugt bin, die Mehrzahl der Erdbewohner ist im Herzen liebenswürdig und friedliebend.

Immerwährende negative Meldungen, Literatur, Filme und Geschehnisse werden es nicht verhindern, daß noch mehr Negatives daraus entsteht. Aber nicht der »Ausbeutende«, sondern der »Ausgebeutete« wird überleben. Das ist ein Naturgesetz, dem alle untergeordnet sind.

Wenn wir anderen Freundlichkeit schenken, beschenken wir immer nur uns selbst. Sicher ist es leicht, einer Verkäuferin zu sagen, wie sehr uns ihre reizende Fürsorge freut. Aber einer schlechtgelaunten Politesse zu sagen, sie hätte wunderschönes

Haar, nachdem sie gerade von uns einen Strafzettel kassiert hat, das ist weitaus schwieriger. Und doch, wenn man es probiert, wird man sehen, daß es einem leichter ums Herz wird, sobald die freundlichen Gedanken erst ausgesprochen sind.

Es gehört zu den Aufgaben, die man sich selbst stellt: daß man über solche Begebenheiten, die einem selbst im Alltagsleben begegnen, nachdenkt. Mit anderen Worten, man meditiert darüber.

Es gibt nichts, worüber man nicht meditieren könnte. Ist man in Gesellschaft, kann es vorkommen, daß jemand über Abwesende etwas Unfreundliches erzählt. Man sollte dann das Mienenspiel des Erzählenden studieren: Alle Falten zeigen nach unten. Man sollte darüber nachdenken, ob das schöner, liebenswerter und gesünder macht. Ebenso wenn jemand über Krankheiten redet und andere sich einmengen, um ihn mit ihren Krankheiten noch zu überbieten.

Erzählt jemand über andere Freundliches oder Heiteres und freut sich darüber, daß seine Beschwerden mit Sicherheit bald besser werden, dann zeigen alle Falten nach oben und wir können uns als Beobachtender fragen, ob das schöner, liebenswerter und gesünder macht.

Nichts ist so eitel und überheblich, als sich ständig von allen Menschen abzusondern. Man muß die Bereitschaft mitbringen, mit anderen Menschen und ihren angenehmen und unangenehmen Eigenschaften auszukommen. Kaffeehäuser, Gaststätten,

Kurse und Vereine sind etwas in unserem Leben, das wir brauchen. Früher war es der Marktplatz, wo man Neuigkeiten austauschen konnte, heute geschieht das am Arbeitsplatz und in der Freizeit. Freizeit ist allerdings immer mehr freiwillige Arbeit geworden. Man mißt der körperlichen Ertüchtigung mit jedem Jahr mehr Bedeutung bei. Aber auch der geistigen Ertüchtigung sollte man mehr Aufmerksamkeit schenken.

Damit meine ich, daß nichts so erlösend und erfrischend ist, wie eine hitzige Diskussion, wo man so richtig, wie es wörtlich heißt, aus sich herausgeht. Das soll ganz natürlich und impulsiv geschehen, nicht mit ausgedachten Praktiken, und sollten sie von Japan, China, Indien oder von Tibet kommen. Auch darüber kann man meditieren, das heißt nachdenken und sich in die Sache hineinversenken. Man soll es alleine, mit jemanden, den man liebt, mit Gleichgesinnten tun.

Gut wäre es, würden Männer und Frauen über Männer und Frauen, und Eltern über Eltern und Kinder meditieren. Frauen sollten sich von den Männern verwöhnen lassen. Ich glaube, es macht jedem Mann Freude, einer Frau behilflich zu sein, und wäre es nur, sie über eine belebte Straße zu geleiten oder ihr eine schwere Einkaufstasche ins Auto zu heben. Und gibt es wirklich eine Frau, die nicht gerne beschützt und behütet wird? Gibt es einen Mann, der sich nicht über ein eingelassenes Bad, über die Frage nach seinem Wohlbefinden und über sein blendendes *Aussehen,* über schön gebügelte Hemden freut?

Es gehört zu meinem Unterricht, die Herren und Damen zu bitten, sich wie »Frauen« und »Männer« zu fühlen und so zu handeln. Es ist nett, gleichberechtigter Kumpel zu sein. Aber ist das ein gewolltes Vorbild für unsere Nachkommen?

Über jeder Partnerschaft würde ein segenbringender Stern strahlen, wenn der Mann Beschützer, die Frau Mutter sein wollte. Welcher Machtkampf findet eigentlich zwischen den Geschlechtern statt? Wollen die Hühner krähen? Wollen die Hähne Eier legen?

Ein Apfel bleibt ein Apfel. Ein Baum bleibt ein Baum. Was ist dabei, wenn er uns eine Rose bringt? Sie freut sich darüber. Was ist falsch daran, wenn sie ihm sein Auto wäscht? Er freut sich darüber. Wie zeigt man besser, als durch eine kleine Gefälligkeit, daß man den anderen achtet und liebt. Und ich bin überzeugt, so wie Kinder das Schlechte nachahmen, ahmen sie auch das Gute nach. Es wäre sinnvoll, darüber zu meditieren.

Aber was hat das alles mit Yoga und Meditation zu tun? Sehr viel. Im Gespräch mit meinen Schülern sind wir immer wieder auf diese Dinge, die ich erwähnen möchte, zu sprechen gekommen. Jeder war bemüht darüber nachzudenken was einen Mann, und was eine Frau auszeichnet. Was wäre das Eine ohne das Andere? Das Halbe.

Yoga und Meditation sind etwas, das man nicht

lernen, sondern wollen muß. Körperübungen sind dazu da, seinen eigenen Körper zu beherrschen, ihn kennenzulernen und die natürlichen Instinkte zu finden, die uns darauf hinweisen, was er für sein Wohlbefinden benötigt. Beherrschung, gutes Benehmen und Liebenswürdigkeit sind es, die den einen Menschen vom anderen unterscheiden. Nur wenn wir wollen, können wir unsere Lust am Essen beherrschen. Nur dann gelingt es, nicht mehr zu essen als notwendig ist, um den Körper zu erhalten. Man sollte die Lust am Besitz, am Bösen, an Gewinn und Macht zu beherrschen lernen.

Jeder kann seine eigenen Fähigkeiten am besten an sich selbst testen und das zu tun versuchen, was ihm möglich ist. Es könnte so der allererste Schritt zu einem Jahr mit Freude getan werden, indem man versucht Harmonie von Worten, Gedanken und Handlungen aus sich hervorzuzaubern. Man muß erkennen, daß nichts so machtvoll ist wie unsere Gedanken.

Die ganze Welt ist aus einem machtvollen Gedanken entstanden. Worauf unser Geist seine Aufmerksamkeit richtet, dorthin muß ihm der Körper folgen. Wenn das Denken fröhlich und gesund ist, dann muß auch das, was daraus entsteht, fröhlich und gesund sein. Es ist segensreich, darüber zu meditieren, ob uns nicht immer Krankheiten heimsuchen, nachdem wir mit unserem Leben nicht zufrieden waren. Der Arzt kann die Folgen behandeln, doch der Patient müßte sein Verhalten ändern.

Zum Unterricht gehört auch, daß wir unseren einzigen Schöpfer, der in jeder Religion einen anderen Namen trägt und doch immer nur der *Eine* ist, täglich eine kleine Freude machen. Schenken wir ihm einen Gedanken, eine Blume, einen Dienst, den wir jemandem tun, ganz einfach weil es uns freut, einmal am Tag jemand zu dienen. Glauben wir doch an Wunder, und sie werden geschehen!

Glaube beginnt meist dort, wo der Verstand aufhört. Ich möchte Ihnen erzählen, wie Buschindianer aus Südamerika, die meist nicht schreiben und lesen können und keine Ahnung haben, was Meditation ist, ihre Wünsche erfüllen. Wenn sie hungrig sind, nehmen sie eine Waffe und gehen in den Wald. Sie bitten den Waldgeist um Beute und es dauert nicht lange, daß ihnen ein wilder Truthahn oder eine Echse über den Weg läuft, dort, wo ein Europäer tagelang kein Wild sichtet. Ebenso bittet er den Fruchtbarkeitsgeist um seinen Segen, den Holzgeist um Begabung, wenn er etwas schnitzen will. Er tut eigentlich nichts, wofür er nicht bittet und wofür er nicht dankt. Sein Glaube versetzt Berge.

Was schadet es, wenn auch wir unseren Schutzgeist bitten, uns eine gute Stellung, einen lieben Partner, Weisheit, Gelassenheit und vor allem Gesundheit zu schenken. Ich muß gestehen, daß mich mein Schutzgeist nur dann im Stich läßt, wenn ich nicht aus ganzem Herzen an ihn glaube.

So wie ein Körper nicht ohne Sauerstoff existieren

kann, so kann der Geist nicht existieren ohne den Glauben. Die Kraft des Glaubens kann jede geistige und körperliche Schwäche des Menschen überwinden und besiegen. Ich bin der festen Überzeugung, daß kein Mensch ohne Glauben ist. Er kann glauben an was er möchte, er atmet mit jedem Atemzug das ein, an das er glaubt.

Zu unseren Hausaufgaben gehört es auch, über das Schweigen nachzudenken. Schweigen ist Meditation. Ein indischer Yogaschüler muß drei Stunden bewegungslos und schweigend verbringen können, bevor er aufgenommen wird. Nichts fehlt uns so sehr wie das Schweigen. Die notwendige Stille der Natur, die der Mensch braucht, um sich ausruhen und konzentrieren zu können. Unsere Zeit hat die Nacht zum Tag gemacht, hat die Stille in Lärm und Geräusch verwandelt. Wie soll ein Mensch in einer Großstadt der natürlichen Stille lauschen können?

Schweigen und Stille ist um uns, wenn wir uns konzentrieren, etwa auf eine Yoga-Übung, auf eine Blume in der Meditation, auf eine Arbeit, die uns begeistert und in die wir uns vertiefen. Dann sind wir der lärmenden Umwelt entrückt. Entweder hören wir nichts mehr, was um uns herum geschieht, oder wir reagieren mit Unmut und Ärger auf jede Störung. Deshalb ist es ein Segen, arbeiten zu dürfen.

Wenn wir unsere ganze Aufmerksamkeit auf den Gegenstand unseres Interesses richten, gleiten wir in das große Schweigen. Das geschieht im Gebet.

Das geschieht zwischen Mutter und Kind. Das geschieht, wenn Liebende im Augenblick des absoluten Ineinanderfindens ein unhörbares Gebet sprechen. Das geschieht, wenn das Telefon läutet und man weiß genau, wer uns jetzt anruft. Das geschieht, wenn eine Mutter auf jede Entfernung den Hilferuf ihres Kindes vernimmt.

Ein Leben mit Meditation meistern

*J*edem der sich krank, einsam, ungeliebt und unnütz vorkommt, möchte ich diese Meditation ans Herz legen. Es ist ein Versuch, mit einer Meditation sein Leben freier und fröhlicher zu gestalten. Es ist nicht so, daß ich über etwas schreibe, was ich nicht selbst kenne und versucht habe. Nach einem schweren Autounfall, der mich zu 75% zum Invaliden machte und an dem ich vollkommen unschuldig war, verurteilte mich das Schicksal für fast drei Jahre zum völligen Nichtstun. Ich mußte bewegungslos im Bett liegen, später war ich für die einfachsten Arbeiten zu schwach. Ich verdanke es dem Wort *»Du«*, das für mich meinen Schutzengel bedeutet, daß ich, entgegen allen Voraussagen, ins Leben zurückfand. Meine innigste Meditation war Tag und Nacht: *»Du«*, laß mich wieder arbeiten können! Ich kenne kein größeres Geschenk Gottes als die Arbeit. Arbeiten können und dürfen heißt leben und heiter sein können.

Wählen wir das Wort »Du« für unsere Meditation. Für jeden wird es seine ureigenste Bedeutung haben, und ihm somit Glück bringen.

Wenn draußen ein grauer Tag ist, wenn wir traurig und wehmütig sind, denken wir eben: Draußen ist es grau – »*Du*«! Wenn wir unter Schmerzen leiden: Mich schmerzt es – »*Du*«! Nehmen wir es hin und denken dabei: Aber »Du« bist als Einziger bei mir. »Du« kennst mein Leid! »Du« wirst mir helfen, »*Du*«!

Scheint aber die Sonne und die Vögel zwitschern um die Wette und wir gut gelaunt, zuversichtlich und froh sind, denken wir eben: Wenn ich heiter bin: »*Du*«! Wenn ich verliebt bin: »*Du*«! Wenn ich selig bin: »*Du*«!

Immer soll man denken, es gibt Menschen, denen es noch trauriger zumute ist als mir. Immer soll man denken, daß nichts ewig währt.

Nehmen wir das Wehmütige hin und leben wir es. Nehmen wir das Glück hin und genießen es. Versuchen wir, Erfolg und Mißerfolg gleich zu sehen und nicht von unseren Stimmungen, die nichts anderes als unerfüllte Hoffnungen widerspiegeln, abhängig zu werden. Denken wir: Schenke mir Gelassenheit, »*Du*«! Wenn es etwas zu entscheiden gibt und wir uns nicht sicher sind, was das Richtige ist, fragen wir uns: Was würdest »*Du*« tun?

Erleben wir den grauen Regen wie die Pflanzen und Bäume in der Natur, die ohne ihn in der Sonne allein sterben müßten. Erleben wir die Glückseligkeit einfach so wie eine Lerche, die jubelnd zum Himmel steigt. Und erwarten wir niemals, daß etwas anderes als etwas Wunderbares geschehen wird. Denn in der Dunkelheit ist das kleinste Licht hell. Und in der strahlendsten Helligkeit ist der kleinste Schatten schwarz. Glück stärkt uns für Leid. Leid lehrt das Verstehen von Glück.

Viele von uns leben allein. Unendlich traurig denke ich oft darüber nach, wie viele junge Menschen alleine leben und sich vielleicht einsam fühlen. Jeder, der sich einsam fühlt, sollte etwas dagegen tun. Nichts macht so traurig und dann krank wie Einsamkeit.

Ich spreche zum Beispiel den erstbesten Menschen in einem Park an und frage ihn, ob er auch allein ist und Lust hätte, mit mir einen Kaffee trinken zu gehen. Oder ich beginne immer und überall, wenn mir danach zumute ist, mit jemand ein Gespräch. Werde ich unfreundlich abgewiesen, verdrießt mich das nicht, denn ich erwarte nicht, daß jemand meinem Wunsch, mich zu unterhalten, nachkommen möchte. Es kommt jedoch viel seltener vor als man glaubt – Menschen erzählen gerne, wenn man ihnen zuhört.

Viele Menschen würden das nicht tun, und sie sollten versuchen sich vorzustellen, daß das »Du« sie begleitet. Es ist tröstlich, nicht allein zu sein, wenn man es nicht möchte.

Stellen wir uns doch vor, während wir das Essen zubereiten, daß uns dabei jemand wohlwollend zusieht. Decken wir den Tisch, als erwarteten wir einen lieben Gast, der sich über unsere Aufmerksamkeit freut. Und wenn wir uns setzen, um zu essen, dann sollten wir eine Sekunde lang denken: Ich danke für mein Essen, »Du«! Es ist ja nicht selbstverständlich, seinen Hunger zu befriedigen. Denken wir nur an das andere Ende der Welt.

Und so sollten wir denken: Ich sehe »Du«! Ich rieche »Du«! Ich höre »Du«! Ich schmecke »Du«! Ich fühle »Du«! Für gesunde Menschen sind diese Dinge selbstverständlich. Aber nichts ist selbstverständlich. Man erkennt den Wert dieser Dinge oft erst dann, wenn man sie verloren hat. Darum — freuen wir uns an allem, was wir noch besitzen.

Lassen wir es uns zur Gewohnheit werden an das »Du« zu denken, während wir unseren Körper pflegen, den Haushalt machen, uns lieben, uns streiten, der Arbeit nachgehen, wenn sie uns freut, und auch dann, wenn sie schwer und mühsam ist. Es kommt der Tag, wo man plötzlich weiß, daß gerade an den Tagen, wo unser Leben am schwersten war, das »Du« am nächsten war. Ich selbst habe niemals erlebt, daß das »Du« mir nicht geantwortet hat.

In der Überzeugung, daß es viele Menschen gibt, die anderen gerne Freude bereiten, darf ich eine Meditation zum Vorsprechen, zum Selberdenken oder zum Aufnehmen auf eine Tonbandkassette vorschlagen. Es ist mir selbst gelungen, anderen damit Freude zu machen, indem ich ihnen für einen Spitalaufenthalt oder die Genesungszeit eine solche Kassette besprach und schenkte.

Der Wortlaut kann verändert werden. Und während man leise und sehr langsam Wort für Wort vorträgt, werden alle unsere lieben und heilenden Gedanken mit hineingewoben. Wir verschenken immer das, was wir an Gedanken in ein Geschenk hineingezaubert haben. Die Freude des Schenkenden kommt unweigerlich mit seinem Geschenk beim Beschenkten an, was ja den wahren Wert eines Geschenkes ausmacht.

Meditation zum Vorsprechen und Üben

Wo ich gehe — »*Du*«
Wo ich stehe — »*Du*«
Nur — »*Du*«
Wieder — »*Du*«
Immer — »*Du*«
»*Du*« — »*Du*« — »*Du*«

Es geht mir gut — »*Du*«
Wenn es mich schmerzt »*Du*«
Nur — »*Du*«
Wieder — »*Du*«
Immer — »*Du*«
»*Du*« — »*Du*« — »*Du*«

Himmel — »*Du*«
Erde — »*Du*«
Oben — »*Du*«
Unten — »*Du*«
Wohin ich mich wende — »*Du*«
An jedem Ende — nur — »*Du*«
Nur — »*Du*«
Wieder — »*Du*«
Immer — »*Du*«
»*Du*« — »*Du*« — »*Du*«

Bewegung aus Freude

*W*ährend die Menschen die Wahrheit im Wissen suchten und das Wissen über die Wahrheit verloren, tanzte ein Mädchen im braunen Trikot unter der Kuppel eines himmelblauen Zirkuszeltes. Es tanzte zu seiner eigenen und zur Freude der Zuseher. Wie die Kreisbahnen der Planeten die Wahrheit von einem Gedanken ohne Anfang und Ende verkünden, so bewegten sich auch die Bälle der Jongleure, die Glieder der Artisten, die Körper der edlen Pferde, die eifrigen Seehunde, die heiteren Clowns, die mächtigen Elefanten, die geschmeidigen Raubkatzen und die fröhlichen Mienen der Besucher, wie ihre Hände, die begeistert applaudierten. Niemand verließ das Zirkuszelt, ohne ein wenig Freude im Herzen mitzunehmen.
Aber es blieb nicht so. Die Menschen suchten immer eifriger die Wahrheit von allem im Wissen. Sie suchten das unsterbliche Leben im Materiellen und besaßen es als Erbe Gottes im Geistigen.
Sie fesselten ihre Sinne an die Erfahrungen der Vergangenheit und an die Vorstellungen über die Zukunft. Sie hatten keine Zeit mehr, in der Gegenwart zu leben.
Sie hafteten an dem von Menschen Erschaffenen.

Und wurden unfähig, das reichlich Vorhandene als Geschenk Gottes zu verwalten.

Sie ehrten den Verstand, und die Heiterkeit und der Glaube gerieten in Vergessenheit.

Sie versanken in Bequemlichkeit und verloren die Bewegung; behandelten die Krankheit und vergaßen die Gesundheit.

Während das geschah, kamen immer weniger Besucher in das himmelblaue Zirkuszelt. Eines Tages kam kein Besucher mehr. Der Zirkus und die Freude an der Bewegung verschwanden aus dem Leben der Menschen.

Die Harmonie, die jede einzelne Bewegung im Einklang mit ihrer Umgebung weckte, ging verloren, und die Herzen der Menschen erfüllte kein Lachen, ihre Bewegungen keine wahre Freude mehr.

Außer dem Mädchen im braunen Trikot wurde niemand mehr aus dem Zirkus vergangener Zeiten gesehen. Das Mädchen war gesehen worden, wie es einem Weg folgte, der in einen abgelegenen Wald führte.

Auf der Suche nach der Unsterblichkeit stießen einzelne Gelehrte auf Therapien, Träume, Visionen und Fastengebote der ersten Priester des griechischen Gottes der Heilkunde, Äskulap. Auch in den Überlieferungen der Inkas, Mayas, Kelten, Inder und Ägypter fanden sich immer mehr Ideen, die mit Behauptungen der Wissenschaft übereinstimmten.

Der Verstand versuchte alte und neue Erkenntnisse zu vermengen und schrieb Rezepte für die Gesundung von Geist und Körper. Die Rezepte trugen verschiedene Namen: Christliche Meditation, Bewußtseinserweiterung, naturwissenschaftliche Meditation, Zen-Meditation, Autogenes Training, Eutonie, Tai Chi, Yoga, Heilgymnastik.

Jedes Rezept nahm für sich in Anspruch, das Wirksamste zu sein. Der Verstand aber hatte vergessen, dem Rezept beizufügen, daß der Wunsch, in Liebe dem anderen zu dienen, die Voraussetzung für das Gelingen jeder Therapie ist. Und so blieb es wie vorher in der Nacht dunkel und am Tag hell. Niemand entdeckte die Freude, alleine und heiter für sich die Rezepte auszuprobieren, nachdem er sie gelehrt bekommen hatte.

Unterdessen war das Mädchen im braunen Trikot durch einen großen Wald gewandert. Es hatte viele Gefahren überlebt und daraus gelernt. Müde wollte es sich unter einem gestürzten Baum ausruhen, als es ein vergilbtes Pergament unter den Wurzeln fand. Andächtig begann es die verwischten Schriftzeichen zu entziffern.

Wenn der Körper, die Seele und der Geist alle Macht haben, wird es auf Erden so sein wie droben auf den Himmelsplaneten. Es waren Zeichnungen auf dem Pergament, die Körperübungen zeigten. Manche sahen aus wie Blumenkelche, andere wie Tiere und Vogelgestalten.

Das Mädchen verstand die Zeichnungen nicht und kniete nieder, um Gott zu bitten, ihm zu helfen, einmal zu verstehen, was die Botschaft bedeutete.

Am nächsten Morgen erwachte das Mädchen. Es sah die Sonne am Himmel emporsteigen. Als die ersten Sonnenstrahlen durch die Baumkronen zur Erde fielen, sagten sie dem Mädchen: Vereine deinen Geist mit der Kraft und Wärme der Sonne. Bewege deinen Körper mit der Freude und Anmut eines Grashalmes. Fühle Gott in dir.

Am weichen Moosboden folgte das Mädchen den leisen Anweisungen der Sonnenstrahlen. Andächtig und hingebungsvoll führte es die Übung aus. Ein warmes, sonnengoldenes Strömen floß durch seinen Körper. Es war, als wäre es selbst ein Sonnenstrahl geworden.

Jeden Tag verstand das Mädchen die Stimmen der Natur besser. Es machte kleine Fortschritte auf dem Weg der Wirksamkeit des Geistes, versuchte den Prinzipien der Naturgesetze zu folgen, um vielleicht einmal die Menschen erreichen zu können. Es lebte nach den Gesetzen der Natur, hielt die Augen offen und versuchte sich der natürlichen Umgebung anzupassen.

Jahre und Monate vergingen. Eines Tages fand das Mädchen unter den Wurzeln des alten Baumes Schreibzeug, Papier und Malfarben. Es begann seine Erfahrungen aufzuzeichnen und aufzuschreiben. Es wünschte sich dabei, die *Freude* weitergeben zu können, die es während der Lehrzeit empfunden hatte.

Körperübungen zum Freuen

Wo üben: Im Sommer bei geöffnetem Fenster. Im Winter in einem warmen, gelüfteten Raum. Auf dem Boden auf einer zusammengelegten Decke. Nicht bei grellem Licht.

Wann üben: Jederzeit, wenn es einen freut. Wenn der Magen nicht zu voll ist, am besten nüchtern. Vor dem Schlafen. Nach dem Aufstehen. Zwischendurch bei anstrengenden Autofahrten. Zwischendurch nach langem Sitzen und Stehen. Am besten immer zur gleichen Zeit.

Kleidung: Bequem. Keine engen Gürtel. Keinen BH. Am besten etwas, das gefällt. Trainingsanzug, Schiunterwäsche, Schlafanzug, Trikot.

Welche Übung: Jede Körperübung ist darauf ausgerichtet, zu entspannen. Die Ausführung der gewählten Übung beeinflußt nicht nur den Bewegungsapparat und die Organe, sondern durchblutet und entspannt, was sich bei vielen Beschwerden wohltuend bemerkbar macht, wenn Körperübungen regelmäßig geübt werden.

Ernährung: Viel frische Luft und Sauerstoff. Sauerstoff ist unsere Hauptnahrung. Beim Essen nie hasten. Von allem nur die Hälfte. Über Ernährung kann ich nichts sagen. Ich finde, wenn Vermögen dafür bezahlt werden um zu hungern, sagt das alles. Nach dem Aufstehen und vor dem Schlafengehen ein Glas Wasser trinken.

Sexualität: Yoga behandelt sexuelle Fragen sehr gründlich, nicht nur seelisch, geistig und gefühlsmäßig, sondern auch körperlich.

Über sexuelle Angelegenheiten denkt man rein und natürlich. Erste Voraussetzung ist peinliche Sauberkeit innen und außen. In der Erziehung werden Anweisungen erteilt, die die Kunst der Liebe offenbaren und die Sexualität als ein Geschenk der Götter erklären, damit der Jugendliche die Ekstase als etwas Göttliches verstehen lernt. Zieht es jemand vor enthaltsam zu leben, werden sexuelle Energien nicht verdrängt, sondern umgewandelt.

Man atmet langsam, ruhig und gleichmäßig durch die Nase und stellt sich, wenn man ruhig geworden ist, eine große Lebenskraft vor, die um uns und in uns ist. Wir konzentrieren uns auf den Beckengrund, wo die sexuelle Energie zusammengeballt ruht.

Immer wenn wir einatmen, ziehen wir mit unseren Gedanken diese mächtige sexuelle Energie hinauf in das Gehirn, um sie dort zu speichern und in eine feinere Energie umzuwandeln, die uns eine vitale Ausstrahlung verschafft. Dieses Hochatmen führen wir anfangs zehn Minuten, später auch länger fort. So werden die schöpferischen Energien nicht wie bei der Selbstbefriedigung verschwendet, sondern umgewandelt.

Dieselbe Übung kann aber auch ausgeführt werden, um die mächtige sexuelle Energie von außen in unseren Körper hereinzuleiten. Wieder atmen wir ruhig und gleichmäßig durch die Nase. Wenn wir ruhig geworden sind, stellen wir uns eine große Lebenskraft in und um uns vor.

Wir konzentrieren uns auf unsere Haut, auf jede einzelne Pore. Wir atmen nun durch jede Pore diese große Lebenskraft ein. Wir spüren sie warm und unaufhaltsam in unseren bereiten Körper strömen und leiten sie in unser Sexualzentrum. Wir fühlen die Wärme unaufhaltsam eindringen, indem wir sie in das Geschlechtszentrum einatmen, bis uns die Wärme der großen Lebenskraft durchströmt.

Impotenz und Frigidität sind meist seelischen Ursprungs. Falsche Scham und verstaubte Ansichten müssen abgelegt werden. Nichts ist verboten, was Freude macht. Alles ist erlaubt, wenn es die Partner glücklich und erfüllt zueinanderfinden läßt. Sex ist in der Partnerschaft unheimlich wichtig. Geben und Nehmen, Herrschen und Dienen, Bedienen und Unterwerfen, das alles gehört dazu. Besonders aber absolutes Vertrauen und Achtung, die man sich verdienen muß. Leider will niemand mehr Verantwortung tragen. Verantwortung macht den Menschen erst fähig, reif und erwachsen zu werden. Die Ehe halte ich persönlich noch immer für die schönste Einrichtung, wenn ein Mann und eine Frau sich lieben. Der Mann achtet nichts so sehr als das, was sein ist. Allen modernen Ansichten zum Trotz zählt eine Ehefrau in der Gesellschaft mehr als eine Freundin. Viele Frauen machen sich selbst etwas vor, und das führt zu seelischen Spannungen. Sex ohne die ersehnte Achtung und Sicherheit sind eben nur das Halbe, wie in so vielen Dingen des Lebens.

Freude am eigenen Körper und tägliche Körperübungen, die wirklich gerne ausgeführt werden, können geistige, körperliche und gefühlsmäßige Spannungen und die damit verbundene Furcht lösen und sie leichter ertragen lassen. Das Wichtigste: Glauben Sie allen Umständen zum Trotz, daß Wunderbares und Unwahrscheinliches geschehen kann. Glauben Sie fest an Ihr Glück. Lassen Sie sich niemals behandeln wie etwas Billiges und Wertloses. Jeder ist etwas Besonderes und Einmaliges.

Verspannungen: Bei langanhaltender seelischer Belastung verkrampfen und verhärten sich Rücken- und Beckenmuskulatur. Körperübungen entspannen und ernähren unseren Körper.

Einfache Entspannung für den Beckengrund. Wir atmen aus und ziehen gleichzeitig den Aftermuskel und die Harnröhre fest zusammen. Wir atmen ein und lassen den Aftermuskel und die Harnröhre ganz locker.

Ausatmen und Zusammenziehen. Einatmen und Lockerlassen. In rascher Folge ausgeführt, fördert diese Übung die Durchblutung und kräftigt die Lebenskraft der Frau und des Mannes.

Bewegung: Spazierengehen, im warmen Wasser Schwimmen, Langlaufen, Radfahren und Körperübungen sind die einzige »wirksame Hilfe« zur möglichst langen Funktionserhaltung der Gelenke, des Stütz- und Bewegungsapparates. Dem Schrekken der berühmten Volkskrankheit »Bewegungsmangel« wird erst dann Einhalt geboten werden, wenn jeder einzelne dem oft krassen Bewegungsmangel entschlossen und mit Freude entgegenarbeitet.

Vorbeugen Heute – nicht erst Morgen, wenn es schon irgendwo schmerzt! Freude und Ausdauer wünscht allen, die etwas für ihre Gesundheit tun wollen, aus ganzem Herzen

Susi Rieth

Lassen wir es geschehen

*I*rgendwann geschieht es: In einer Stadtwoh-
nung, wenn man die nebelverhangenen Äste der
Bäume betrachtet; in einem Unterrichtsraum, inmitten seiner Schüler; während eines Spaziergan-
ges im tiefverschneiten Wald, wenn man einen Vogel pfeifen hört; beim Anblick rotwangiger Kinder,
die einem Schneemann eine bunte Schürze umbin-
den.

Man denkt an einen Schmetterling. Es überkommt
einen das Gefühl, als könne man sich in die Äste
der Bäume schmiegen, sich mit dem Laub am
Boden sein Haar schmücken, den Körper mit den
Farben der Blumen zudecken und das Klingen der
Blätter hören, wenn sie mit einer wunderbaren
Melodie aneinanderstoßen.

Diese Dinge geschehen im stillen. Man beginnt zu
dichten, zu schreiben oder zu malen. Man ist verliebt! Oder verrückt! Oder einfach glücklich!

Ich ließ es geschehen, daß ich zwölf Bilder malte.
Eines für jeden Monat des Jahres. Und ich ließ es
geschehen, daß zwölf Geschichten entstanden.
Eine für jeden Monat.

Geschichten, die zur Meditation anregen; Geschichten, die Erinnerungen in uns wecken; Ge-

schichten, die wir mit jemand teilen; Geschichten für Verliebte; Geschichten für Erwachsene, die ihren Kindern vorlesen und sich von ihnen in die heile Welt der guten Feen führen lassen, die alles Leid der Welt besiegen; Geschichten, um von der Raserei des Lebens abzuspringen; Geschichten zum Ausruhen und Einschlafen.

Geschichten zum Verschenken. Jedes Geschenk birgt die Gedanken und Wünsche des Gebenden für den, der beschenkt wird.

Bewußt oder unbewußt wird jedes Geschenk angenommen, bringt jedes Geschenk Glück.

Meditationsgeschichten –
für jeden Monat eine

Januar
Der Kristall

*W*eite Schneelandschaft breitet sich vor unseren Augen aus. Am Horizont verschmilzt das Weiß mit dem träumerischen Grau des Himmels. Wir erleben Frieden.

Der Wind treibt silberne Nebelstreifen über die endlose Fläche des Nordens und singt sein melancholisches Lied dazu, das vom Schlitten der Schneekönigin erzählt, und von ihrem Gefolge, das auf weißen Rentieren nebenherreitet. Der Nordwind trägt das Läuten der Schlittenglocken weit über die Winterlandschaft.

Ein Weg von unbeschreiblicher Schönheit und Ruhe führt uns an einen zugefrorenen See. Die Oberfläche leuchtet in hellem Blau. Schneeflocken rieseln ruhig und gleichmäßig nieder. Ein Schneehuhn huscht vorüber. Es ist kaum zu sehen in seinem warmen Federkleid. Hasen tollen durch den lockeren Schnee. Der Eisbär trottet über das unendliche Eis. Elche und Wölfe durchstreifen die Wälder. Die Schnee-Eule gleitet lautlos durch die langen Nächte und ein Schleier des Friedens liegt über dem stillen Land.

Ein weiser Mann tritt auf eine Waldlichtung. Alle Tiere erfahren davon und sind beunruhigt. Sie

Den Tag mit Freude, gut durchblutet und entspannt beginnen

Vor dem Aufstehen im Bett oder am Boden ausführen, auf dem Rücken liegend

Wir atmen ruhig durch die Nase ein, halten den Atem an und pressen gleichzeitig beide *Fersen* gegen den Boden. Übung 5mal. Entspannt ausatmen.

Wir atmen durch die Nase ein, halten den Atem an und pressen beide *Gesäßbacken* fest zusammen. Übung 5mal.

Wir atmen durch die Nase ein, halten den Atem an und pressen beide *Handflächen* gegen den Boden. Übung 5mal.

Wir atmen durch die Nase ein, pressen den *Hinterkopf* gegen den Boden. Übung 5mal.

Yoga ist eine Lebensweise. Wer es versteht, am Morgen aus dem Haus zu gehen und sich einen Mantel aus Freude um die Schultern zu legen, der wird auch wissen, daß meine Bemühung, jemand dafür zu begeistern glücklich zu sein, so oft es nur möglich ist, nicht in Worten, nicht in Zeichnungen, sondern wirklich nur mit Gedanken ausgedrückt werden kann.

Je länger ich mich mit diesem Gebiet beschäftige – jetzt sind das sechsunddreißig Jahre –, desto bewußter wird mir, wie wenig ich weiß.

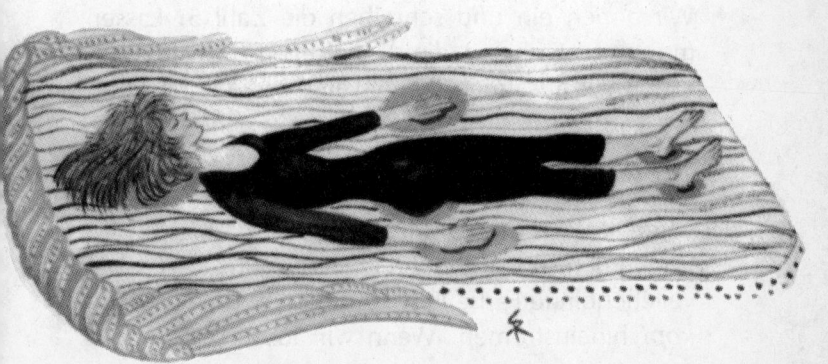

Es lohnt sich die Zeit für Sport – Warum nicht auch für seelische Kraft und inneren Frieden?

Im Schneidersitz oder sitzend

Wir sitzen mit geradem Rücken. Atmen durch die Nase ein und schreiben in Gedanken die Zahl 7 vor unseren geschlossenen Augen. Gleichzeitig stellen wir uns vor, daß sonnenwarme gelbe Farbe unseren *Beckengrund* durchströmt. Wenn wir langsam ausatmen, vergessen wir die Zahl 7 und die Farbe Gelb.

Wir atmen ein und schreiben die Zahl 6. Lassen silbern strahlende Farbe in die *Bauchgegend* einströmen. Wenn wir ausatmen, vergessen wir die Zahl 6 und die Farbe Silber.

Wir atmen ein und schreiben die Zahl 5. Lassen mohnrote Farbe in die *Nabelgegend* einströmen. Wenn wir ausatmen, vergessen wir die Zahl 5 und die Farbe Rot. Wir atmen ein und schreiben die Zahl 4. Lassen enzianblaue Farbe in unsere *Herzgegend* und *Lunge* einströmen. Wenn wir ausatmen, vergessen wir die Zahl 4 und die Farbe Blau.

Wir atmen ein und schreiben die Zahl 3. Lassen veilchenblaue Farbe kühl und rein in unseren *Kehlkopf* hineinströmen. Wenn wir ausatmen, vergessen wir die Zahl 3 und die Farbe Violett. Wir atmen ein und schreiben die Zahl 2. Lassen hellrosa Farbe leicht zwischen die Augen hineinströmen, genau in der *Stirnmitte.* Wenn wir ausatmen, vergessen wir die Zahl 2 und die Farbe Rosa.

Wir atmen ein und schreiben die Zahl 1. Lassen reinweißes Licht in die *Mitte des Kopfes* hineinströmen. Wenn wir ausatmen, vergessen wir die Zahl 1 und die strahlende Farbe Weiß.

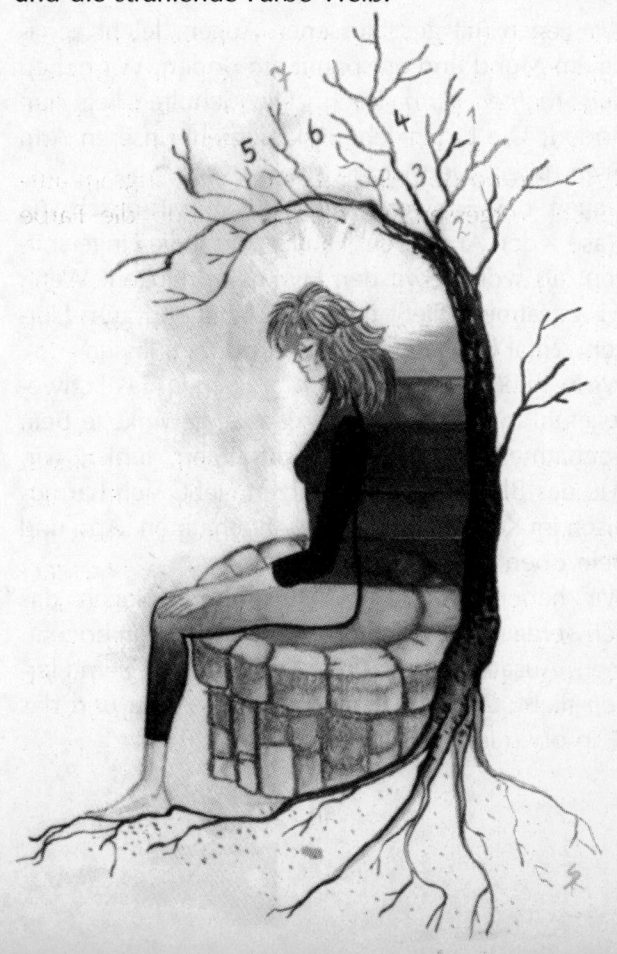

Öffnen wir die Türen zum inneren Frieden – Verwöhnen wir unser Herz – Senken wir unseren Blutdruck

Auf dem Rücken liegend, am Boden oder im Bett

Wir liegen mit geschlossenen Augen, leicht geöffnetem Mund und entspannt am Boden. Wir heben den *rechten Arm* hoch. Die Schulter liegt am Boden. Die Erdanziehungskraft zieht unseren Arm nach unten. Der Arm ist schwer.

Gegen das Schweregefühl atmen wir durch die Nase – den Arm hoch. Hinauf durch die Fingerspitzen, als wollten wir den Himmel erreichen. Wenn wir ausatmen, fließt das Blut wohltuend zum Herzen. 2mal hochatmen. Den Arm oben lassen.

Wir winkeln das *linke Bein* an. Gegen das Schweregefühl in den Arm und in das angewinkelte Bein hochatmen. Während wir ausatmen, fühlen wir, wie das Blut leicht zum Herzen fließt, sich harmonisch im Körper verteilt. 2mal hochatmen. Arm und Bein oben lassen.

Wir heben den *linken Arm* hoch. Gegen das Schweregefühl in den Armen und dem Bein hochatmen. Ausatmen und fühlen, wie das Blut zum Herzen fließt. 2mal hochatmen. Beide Arme und das Bein oben lassen.

Wir winkeln das *rechte Bein* an. Gegen das Schweregefühl hochatmen. Wir lassen uns von unsichtbaren Kräften nach oben ziehen, bis wir leicht und schwerelos sind. Ausatmen und fühlen, wie das Blut zum Herzen strömt. 2mal hochatmen. Beine und Arme oben lassen. Wir heben den *Kopf* leicht an. Noch einmal hochatmen. Fühlen, während wir ausatmen, wie von den Armen und den Schenkeln das Blut zum Herzen strömt. Das Gesäß ist ganz locker. Wir legen langsam Kopf, Beine und Arme auf den Boden und ruhen noch ein wenig. Unser Herz ist ausgeruht und durchblutet. Alles in uns ist harmonisch. Der Körper ist mit Sauerstoff angereichert.

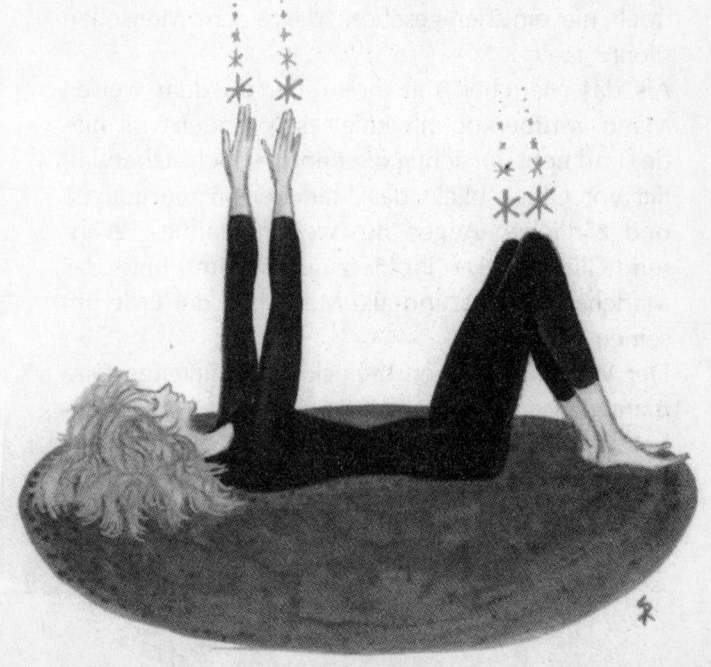

haben noch nie einen Menschen gesehen. Doch das helle, strahlende Licht, das sich um ihn herum ausbreitet, beruhigt die Tiere und lockt sie näher. Wie warm und still das Licht um ihn flammt.

Der Weise setzt sich. Er faltet die Hände unter seinem weichen, warmen Mantel. Sein Gesicht ist von der Kapuze verdeckt, nur sein weißer langer Bart ist zu sehen.

Eines Tages kommt ein kleines Mädchen durch den Wald. Es führt ein weißes Rentier am Zügel, das sein ganzes Hab und Gut trägt. Ein zahmer Weißfuchs begleitet das Mädchen, das eine Pelzkappe mit fröhlichen bunten Filzstreifen trägt. Wieder sind die Tiere des Waldes beunruhigt, denn sie haben noch nie ein Tier gesehen, das einem Menschen dient.

Als das Mädchen mit ihrem Tier an dem weisen Mann vorüberkommt, kniet es vertrauensvoll nieder und hebt vorsichtig die Kapuze hoch. Überwältigt vor Glück blickt das Mädchen in die gütigen und zärtlichen Augen des weisen Mannes. Während Glückseligkeit ihr Herz durchströmt, bittet das Mädchen für sich und alle Menschen der Erde um seinen Segen.

Der Weise hebt einen dreieckig geschliffenen Diamanten von unbeschreiblicher Klarheit und Schönheit hoch. Das Licht des Diamanten dringt in das Herz aller Lebewesen ein und es sieht aus, als wäre im Herzen des Mädchens und aller Tiere ein kleines Flämmchen entzündet worden.

Weit breitet der Weise seine Arme aus. Wie Nebel fließt das weiße Licht aus dem Diamant über die Erdoberfläche und im Herzen jedes Lebewesens glimmt ein kleines Flämmchen hoch.

Niemand wird sich mehr auf dunklen und unwegsamen Wegen dieser Welt verirren. Jederzeit wird ihn sein Flämmchen auf den einzigen Weg führen, an dessen Ende die Zufriedenheit und das Glück wohnt, das jeder sucht.

Februar
Der Narr

*W*eiße verschneite Hügel und Wiesen breiten sich vor uns aus. Inmitten der ruhigen, stillen Winterlandschaft bewegt sich ein farbiger Punkt. Der Punkt kommt näher, und wir erkennen an den lustigen, bunten Kleidern einen Narren. Der Mann strahlt Wärme aus, die wir empfinden wie Sonnenstrahlen. Der Blick seiner vertrauten Augen bringt uns dem Himmel näher.

Auf seiner Schulter sitzt ein prächtiger Falke, dessen Gefieder rötlich glänzt. Wir fühlen die stolze Freiheit des Falken. Der Narr geht an uns vorüber, und die Glöckchen auf seiner Narrenkappe klingen wie ein befreiendes Lachen.

Der Narr wandert fröhlich den ganzen Tag durch die einsame verschneite Landschaft. Abends kommt er an ein kleines Haus am Waldrand. Die Tür steht einladend offen, und er tritt ein.

Der Raum vor seinen Augen ist in goldenes Licht getaucht. Eine Frau kniet am Boden und spielt mit ihrem kleinen Kind. Auf einer bunten Decke, aus lauter verschiedenen Stoffresten zusammengenäht, schläft ein Mädchen. Ihre Hände ruhen auf dem Fell einer weißen kleinen Katze.

Der Mann in den Narrenkleidern betrachtet die

Atmen und Leben ist ein und dasselbe – Versorgen wir unseren Körper mit Sauerstoff

Am Boden sitzend

Wir legen beide Hände locker um die Knie. Atmen tief durch die Nase ein und dehnen den Brustkorb dabei nach außen.

Dann atmen wir durch die Nase langsam aus und ziehen mit den Händen die Knie ganz fest zum Brustkorb heran.

Einatmen – Beine nach vorne schieben. *Ausatmen* – Beine an den Körper pressen. Übung 5–10mal.

Wenn wir bei dieser Übung die Augen schließen, uns vorstellen eine Blume zu sein, die ihre Blütenblätter für die Kraft und das Geheimnis der Sonne öffnet, wenn wir uns sanft und ruhig bewegen wie ein zarter Grashalm, dann wird eine Körperübung zu dem, was das Leben ist und Yoga verkörpern soll. Es wird der Atem und die Bewegung zu einer Harmonie von Körper, Geist und Seele.

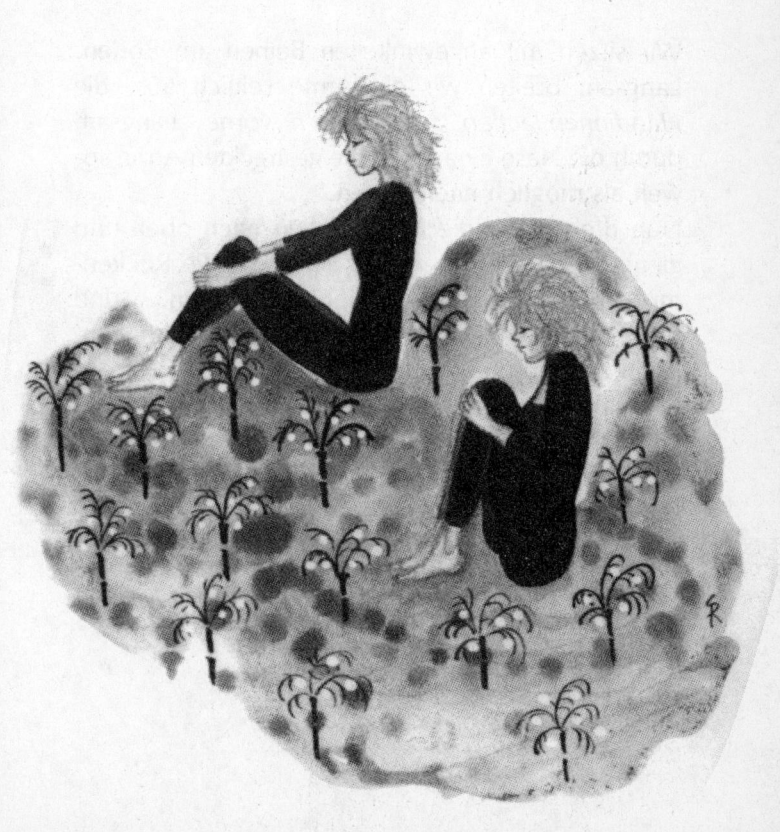

Diese Übung sollte sein wie ein Gebet, das ist Yoga

Sitzend am Boden oder auf einem Sessel

Wir sitzen mit angewinkelten Beinen am Boden. Langsam breiten wir die Arme seitlich aus, die *Handinnenflächen* zeigen *nach vorne*. Langsam durch die Nase einatmen, die gestreckten Arme soweit als möglich nach hinten.

Nun drehen wir die *Handflächen* nach oben und ziehen mit den Armen und Schultern die Rückenmuskeln so weit als möglich nach oben. Mund leicht öffnen. Die Halswirbelsäule gerade halten, Atem anhalten.

Langsam die Arme herunter und ausatmen. Die Übung 5mal ausführen.

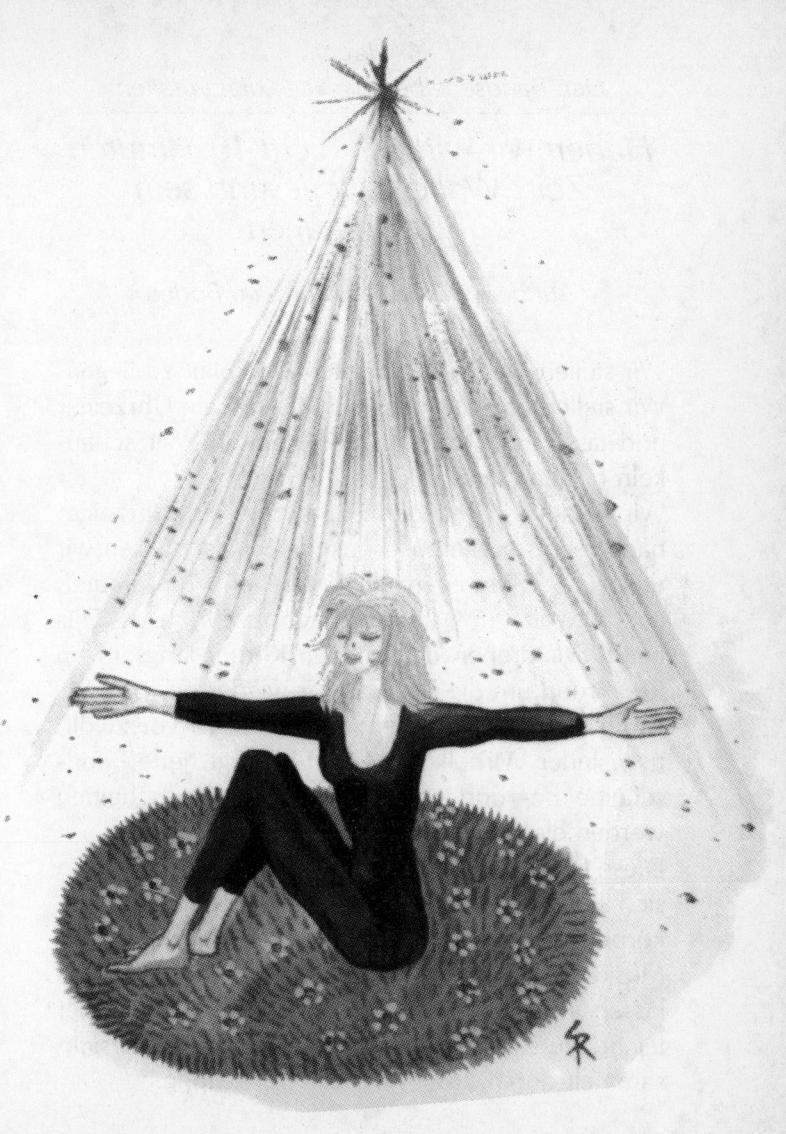

Haben wir wirklich nicht 10 Minuten Zeit? Wollen wir gesund sein und vorbeugen?

Auf dem Rücken liegend, am Boden

Wir stellen uns vor, auf einem Zifferblatt zu liegen. Wir stellen uns vor, unsere Füße sind ein Uhrzeiger und fassen die Knie mit den Händen. Wir schaukeln hin und her.

Wir versuchen mit den Füßen wie ein Uhrzeiger nach *rechts* weiterzuschaukeln. So als würden wir uns zu 5 Minuten nach 12 drehen, 10 Minuten nach zwölf, 15 Minuten nach zwölf, usw. Das heißt, wir drehen den ganzen Körper langsam *im Kreis* rund um die Uhr, bis wir wieder bei 12 sind. Dann nach *links* drehen: 5 vor 12, 10 vor zwölf, usw. Jeder Wirbelkörper wird bewegt, jede Bandscheibe be- und entlastet. Unsere Bandscheiben werden elastisch bleiben.

Diese Übung sollte Freude sein. Ein Hineinsehen in sich selbst und ein Erleben jedes einzelnen Wirbelkörpers, der sich bewegt durch die Bewegung der Muskeln und unserer Vorstellung. Wir sollten loslassen von allem, und nur noch Körper sein, der leicht, glücklich und entspannt Kraft und Zuversicht sammelt durch unsere geistige Vorstellung.

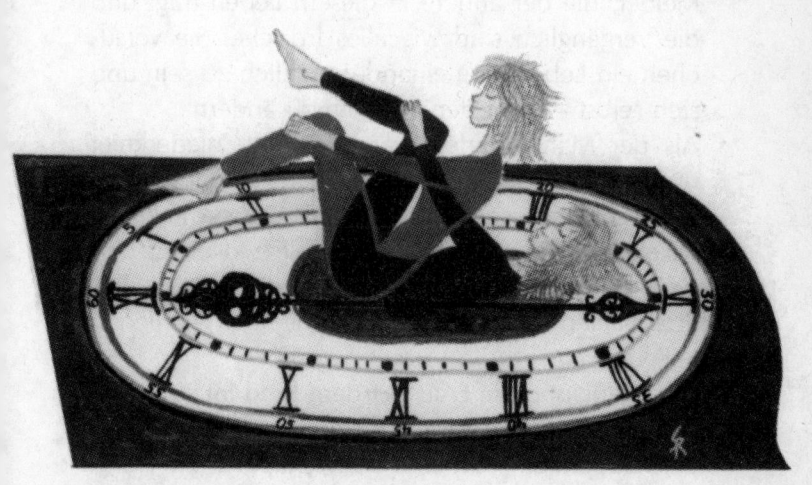

Schlafende. Für ihn ist sie einfach und wahr wie die Natur, und ihr entspanntes Gesicht ist ihm so lieb wie das Licht des Mondes.

Die Frau nimmt ihr Kind auf den Arm und fragt ihn, ob er bleiben möchte. Er nickt und sein Blick gleitet über das Gesicht der Schlafenden, wobei er das Schwingen einer Bewegung in sich fühlt, durch das Liebe zwischen Mann und Frau entsteht. Es ist eine Offenbarung von Gott, die er in der Schlafenden verkörpert sieht wie in allen anderen Dingen, die um ihn sind.

Die Mutter, die ihr Kind in den Armen hält, sieht ihn lächelnd an. Sie weiß, daß es immer nur einen Mann und eine Frau gibt, die füreinander geschaffen sind in dieser und jeder anderen Welt. Der richtige Mann und die richtige Frau sehen nicht die Kleider, die der andere in diesem Leben trägt und die vergänglich sind wie alles Irdische. Sie versuchen ein Leben lang einander nützlich zu sein und sich selbst – nicht den anderen zu ändern.

Als der Mann in den Narrenkleidern niederkniet und seine Lippen zart die der Schlafenden berühren, schlägt diese die Augen auf. Die gedankliche Vereinigung der beiden ist so voll und ewig, daß weder Tod noch Leben sie je wieder lösen kann. Ihre Seelen sind im Einklang mit der feierlichen Stille der Nacht.

Das Haus und die Frau mit dem Kind im Arm entrücken mit einem hellen Strahl zum Himmel. Vor den Liebenden steht eine kleine Kapelle am Waldrand. In der Kapelle brennt ruhig eine Kerze. Hinter der Kerze steht ein Bild, das Maria mit ihrem Kind zeigt.

Das Bild ist schöner als die Nacht, weicher als die Linien der fernen Berge, empfindsamer als die träumenden Baumwipfel und rührender als das stille Glänzen der Sterne.

Weit breitet der Falke seine Flügel aus und fliegt dem Mond entgegen, der wie ein großer weißer Ball am Himmel wandert. Der Mann und seine Frau knien nieder, um den Segen der Himmelsmutter zu erbitten. Sanft fassen die beiden einander bei der Hand. Sie gehen hinaus ins Leben, geleitet vom gleichen Wollen und Sehnen. Nenne es Liebe. Nenne es Gott.

Die Seelen der Menschen, die einander lieben, sind wie zwei Wolken, die still Seite an Seite dahintreiben, vom Lebenswind getragen und in das geheimnisvolle Gesetz der Ordnung eingewoben, das aus einem Gedanken entsteht und ohne Anfang und Ende ist.

März
Der Dornenstrauch

Weit spannt sich der Nachthimmel über die Landschaft. Wie ein Scherenschnitt heben sich die Konturen der Wälder von seinem samtenen Blau ab. Der Mond schwebt wie eine Kugel darüber und taucht alles in silbriges Licht.

Im Mondlicht steht ein Dornenstrauch. Zum Erstaunen der ehrwürdigen Bäume, der Dotterblumen und der nickenden Schneeglöckchen beginnt er laut zu weinen und zu schluchzen. Niemand kennt sein Leid. Er wird von niemand geliebt, beachtet, jeder weicht ihm aus, weil er so dornig ist. Aber das wissen die anderen nicht und sehen verärgert zu dem nächtlichen Störenfried hinunter. Der kleine Dornenstrauch möchte vor Kummer am liebsten sterben. Bevor er einschläft, wünscht er sich, so schön wie eine Blume zu sein.

Am nächsten Morgen ist der Dornenstrauch mit rosaroten duftenden Blüten übersät. Er ist glücklich und strahlt über seine Schönheit, denn er glaubt, nun würden ihn alle lieben.

Aber einige sind ihm die herrlichen Blüten neidig. Andere wollen die Blumen berühren und stechen sich an den Dornen. Er bleibt weiterhin ungeliebt und unbeachtet.

Mit Freude eine Yoga-Übung, die Erleichterung bringt

Auf dem Rücken liegend, am Boden oder im Bett, vor dem Einschlafen, nach dem Aufwachen

Yoga nützt die natürlichen Kräfte des magnetischen Feldes der Erde. Darum legen wir uns mit dem Kopf in Richtung Norden und mit den Füßen in Richtung Süden.

Langsam durch die Nase einatmen und sich vorstellen, daß im *Scheitel* eine Öffnung ist, durch die goldene *sonnenwarme Farbe* in uns einzieht, den ganzen Körper ausfüllt und uns dann durch die *Fußsohlen* verläßt.

Nun atmen wir durch die *Fußsohlen* langsam blaue *mondkühle Farbe* ein, ziehen sie durch den Körper hinauf, bis sie uns durch den *Scheitel* verläßt.

Mit dieser Vorstellung atmen wir ein und aus und versuchen uns vorzustellen, wie »Sonnenwärme« und »Mondkühle« durch den Körper fährt, durch uns hindurchströmt, hinausströmt und hereinströmt. Diese Übung fünfzehn Minuten lang durchführen.

Immer vom Kopf abwärts beginnen. Nach einer Woche merkt man beim Einatmen und Ausatmen ein deutliches Gefühl, das dem des elektrischen Stroms gleicht, der durch uns hindurchströmt.

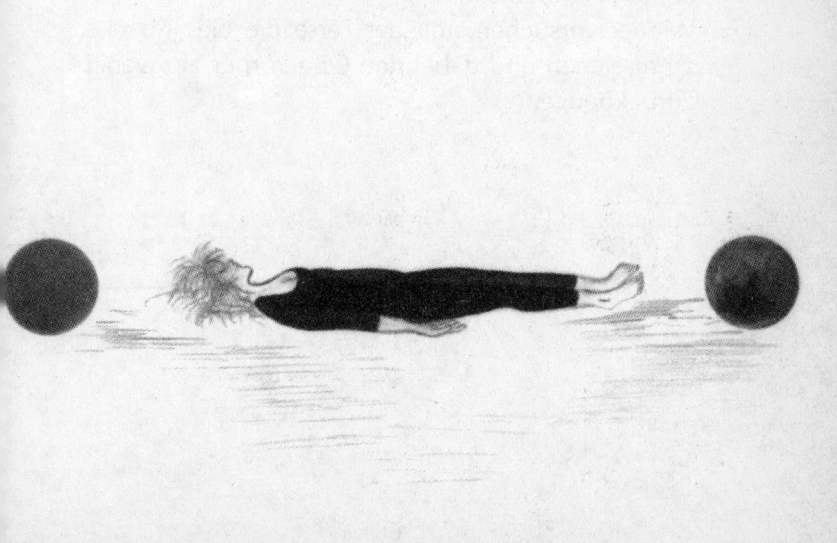

Mit Freude – und zwischendurch – etwas für seine steifen Kniegelenke tun

Stehend halten wir uns an einer Tischkante, an einer Sessellehne oder am Autodach fest

Wir stehen ganz locker. Dann versuchen wir mit der rechten *Ferse* das Gesäß zu berühren. Übung 5mal.

Dann versuchen wir die linke *Ferse* an das Gesäß zu bringen. Übung 5mal.

Wir können uns auch an die Wand stellen und mit beiden Händen stützen.

Wieder versuchen, mit der Ferse die Gesäßbacke zu erreichen und dabei den Oberkörper ein wenig zurückbeugen.

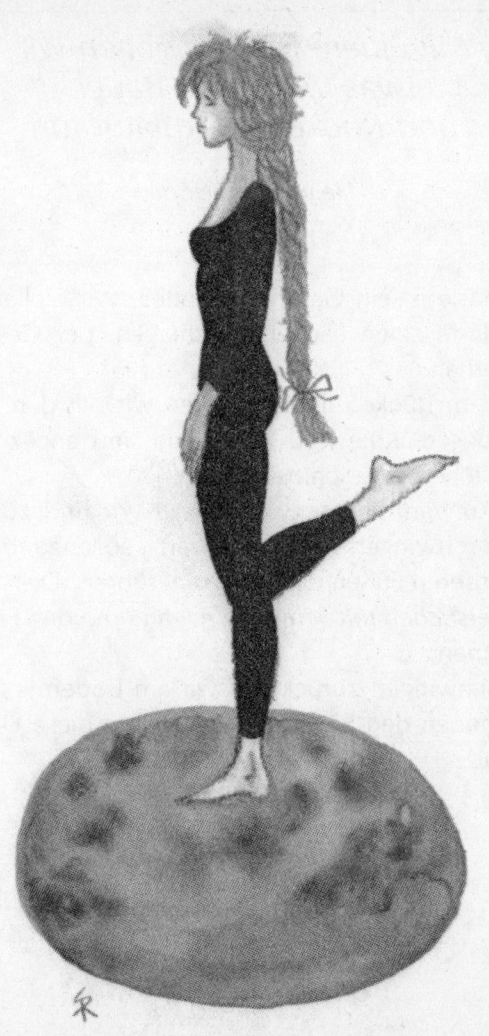

Mit einem Fächer wollen wir etwas für unsere Bauch- und Rückenmuskulatur tun

Liegend am Boden

Phantasie ist ein Geschenk Gottes. Wir wollen mit Phantasie einen Fächer aufschlagen, der Gesundheit erhält.

Auf dem Rücken liegend halten wir mit den Händen unsere Knie fest. Die Beine sind angezogen, der Fächer ist geschlossen.

Zur Aufwärmung schwingen wir vor und zurück. Dann schwingen wir uns vorwärts, so lange, bis wir mit unseren Füßen den Boden berühren. Das heißt, *wir versuchen mit Schwung nach vorne* den Fächer zu öffnen.

Wir schwingen zurück, bis wir am Boden liegen – und haben den Fächer geschlossen – diese Übung 10mal.

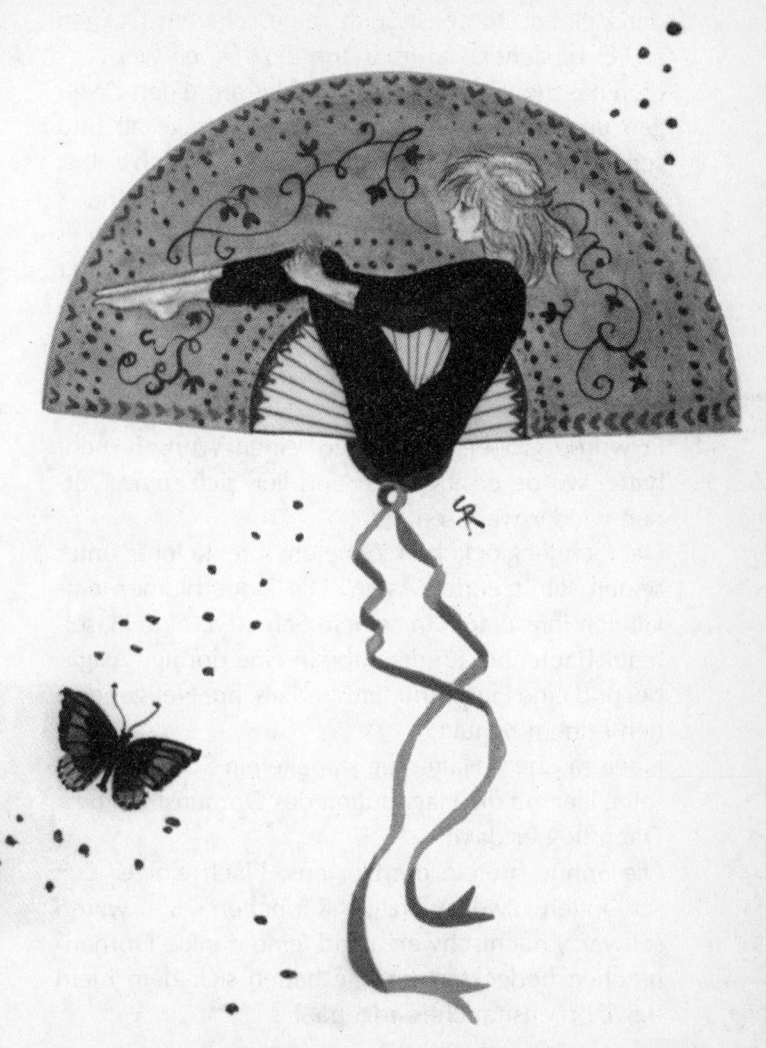

In seiner Verzweiflung und unter Schmerzen wirft der kleinen Dornenstrauch seine scharfen Dornen ab. Er ist sicher, daß man ihn jetzt lieben wird.

Nun naschen alle Tiere des Waldes an seinen Zweigen und Blüten. Wanderer reißen Zweige ab und schreiten unachtsam darüber, ganz auf sich selbst konzentriert und ohne einen Blick für die Natur.

Der kleine Dornenstrauch ist so enttäuscht, daß er noch immer nicht beachtet und geliebt wird, daß er mit seiner letzten Träne auch seine Wünsche verliert. Was er auch unternahm, alles schien falsch zu sein. Er überließ sich einfach der Sonne, dem Mond und den Jahreszeiten.

Er wurde größer, und als er keinen Wunsch mehr hatte, wurde er zufrieden und ließ sich seine Dornen wieder wachsen.

Die Schneeglöckchen öffneten ihre Kelche unter seinen schützenden Ästen. Die Dotterblumen entfalteten ihre Pracht in seinem Schatten. Eine Haselmaus baute ihre Kinderstube in eine dornige Astgabel und eine Hasenmutter überließ ihre Neugeborenen seinem Schutz.

Nach raschem Flatterflug stapelte ein Schmetterling seine Eier auf die Hagebutten des Dornenstrauches. Dann flog er davon.

Die Sonne brütete die Eier aus. Nach einiger Zeit schlüpften zwei winzige Räupchen. Sie waren schwarz, nachtschwarz, und feine dunkle Dornenhärchen bedeckten sie. Sie hatten sich dem Kleid des Dornenstrauches angepaßt.

Die beiden Räupchen wanderten am Dornenstrauch herum und er genoß es, ihre weichen Füße zu fühlen. Sattgefressen spannen sie sich im Schutze seiner Dornen zwei kleine Seidenpölsterchen und erfanden einen kleinen Klammerhaken, an dem sie sich kopfüber aufhingen.

Der Dornenstrauch kam aus dem Staunen und Freuen nicht heraus. Aus den borstigen Schläfern im Seidenbettchen wurden zwei kleine schön geformte Püppchen. Eines war hellgrün mit schimmernden Buchstaben. Das andere rotorange mit kleinen dunklen Zeichen.

Die beiden Puppen hingen zwischen den dornigen Zweigen und der Strauch wachte über sie in der Stille, während sie ruhig zu Faltern heranreiften.

Es kam ein Tag, den der Dornenstrauch nie vergessen wird. Das dünne Pergament der Puppenmäntel riß wie eine Knospe. Mit feuchten, zerknitterten Flügeln, worauf winzige Zeichnungen gemalt waren, kamen zwei Falter zur Welt.

Der Ozon der Luft berührte die Fühler und die Schmetterlinge vernahmen die Schwingungen Gottes. Im Schutz des Dornenstrauches ruhten die beiden Falter eine Stunde. Dann waren sie startbereit. Sie ließen den Dornenstrauch los und wirbelten hinein in das bunte Falterjahr. Ihre Flügel schillerten wie metallisches Feuer in allen Abstufungen. Sie versprachen, im Herbst wiederzukommen.

Als die beiden Falter zurückkamen, war der Dornenstrauch so glücklich wie noch nie in seinem

Leben. Und als die Falter mit ihren Füßen seine Äste berührten, verwandelten sie sich in ein wunderschönes Mädchen und einen jungen Mann, der dem Dornenstrauch mit einer weißen Engelsfeder etwas in den Nachthimmel schrieb.

Durch uns hast du mehr gelernt, schrieb der Junge, als aus allen heiligen Schriften der Welt. Du hast das Geheimnis der Verwandlung erlebt. Das Gleichnis der Wiedergeburt zu einer höheren Lebensform.

Die Raupe lebt in der niederen Welt des gebundenen Stoffes. Sie verbringt ihre Zeit mit Fressen und Verdauen.

Dann schließt sie sich in ihrer Puppenzelle von allem Außenleben ab und bereitet sich auf ein höheres Dasein vor.

Beflügelt steigt der Falter, die geklärte Seele, in die Lichtwelt.

Der Schmetterling ist das Gleichnis für den Geist des Schwebens. Er verläßt seine irdische Hülle, um in das ewige Licht einzugehen.

Jeder Dornenstrauch am Wegrand erinnert an die Schmetterlinge, ihren Geist und Zauber. Die Erinnerung an die bunten Faltergeister lebt in jedem Dornenstrauch und auf den gemalten Schwingen seiner Schmetterlinge.

April
Der Hirtenstab

Vor unseren Augen breitet sich ein Tal aus. Überall blühen Krokusse. Sie leuchten in einem klaren Violett. Am Rande der Wiese stehen Bäume, auf denen wir die Palmkätzchen betrachten. Sie fühlen sich an wie weiches Fell.

Im Tal weiden Schafe. Ein Hund läuft fröhlich um die Herde, und der Hirte, der sie bewacht, hält einen Hirtenstab aus Weidenholz in seiner Hand. Es ist ein strahlender Tag, vom Ort läuten Kirchenglocken herüber. Es ist Ostersonntag.

Der Hirte geht mit den Schafen und dem Hund langsam auf einen Berg zu. Deutlich sehen wir den Berg im blauen Licht, das über der Landschaft liegt. Ruhig ziehen die Schafe über die Bergwiesen hinauf, immer höher und höher.

Am Gipfel strahlt ein wunderbares Licht. Das Licht breitet sich aus. Es sieht aus wie eine einladende Straße, die nach oben zum Gipfel führt.

Vor unseren Augen entsteht eine Kirche aus Glas. Das Glas funkelt und leuchtet wie Sternenlicht. Breite Stufen führen zum Eingang.

Der Hirte geht Stufe für Stufe hinauf. Er geht ruhig und andächtig in die Mitte der Kirche, wo ein weißer Altar steht. Der Hirte legt ein Holzkreuz auf den

Warum nicht mit Heiterkeit Übel vertreiben?

Mit Händen und Füßen am Boden

Wir stellen uns vor, in der Mitte eines Kreises zu knien, der rundherum von Blumen und Gräsern eingeschlossen ist.

Wir stellen uns einen kleinen Heuhupfer vor, der nun vor uns nach rechts zu krabbeln beginnt.

Mit beiden Händen gehen wir ihm langsam nach, indem wir *Hand für Hand nach rechts gehen,* soweit es geht. Wir fühlen dabei, wie sich unsere Wirbelsäule immer weiter nach rechts biegt und kommen dann ganz langsam zur Mitte zurück, stellen uns vor, unser Heuhupfer begleitet uns.

Mit beiden Händen folgen wir nun dem Heuhupfer zur *linken Seite, Hand für Hand,* bis sich die Wirbelsäule nach links biegt. Langsam zur Mitte zurück. Übung je 2mal.

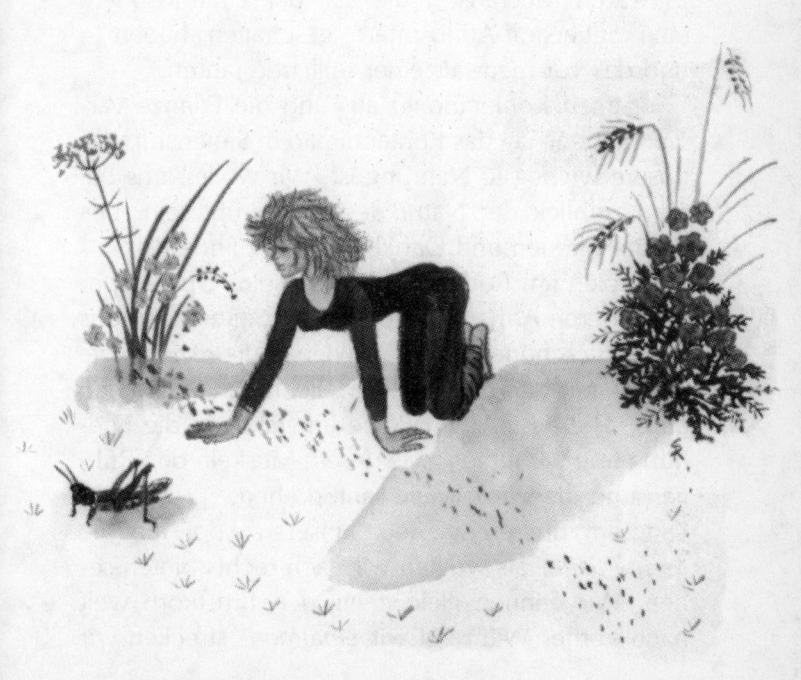

Fröhliches Bewegen schafft Gesundsein

Am Boden sitzend

Warum immer Blumen, Wiesen, Pflanzen? Weil die Menschheit den Pflanzen in ihrer vielfältigen Form jeden einzelnen Atemzug zu verdanken hat. Es waren Meeralgen, die aus der Uratmosphäre eine Sauerstoff-Atmosphäre geschaffen haben — und das vor mehr als einer Milliarde Jahren.

Wir atmen Kohlendioxid aus und die Pflanze verwandelt bei Tag das Kohlendioxid in Sauerstoff, der unsere wichtigste Nahrung ist. Wir wollen uns bei dem Anblick der Natur dessen bewußt sein, uns darüber freuen und Dankbarkeit empfinden.

Wir sitzen am Boden und stützen den Oberkörper mit unseren Armen. Auf der linken Seite neben uns liegt eine schöne Blume. Wir heben die *rechte Seite der Hüften* und *drehen* sie in Richtung Blume *nach links.* Die gestreckten Beine unterstützen die Drehung und wir fühlen, wie unsere Muskeln den Rükken und die Wirbelsäule sanft drehen.

Langsam drehen wir jetzt unseren *Kopf* auf die *rechte Seite,* als wollten wir nach rechts hinten sehen. Wir dehnen gleichzeitig den Brustkorb weit nach vorne. Während wir *einatmen,* strecken wir den *Bauch weit vor,* während wir *ausatmen* ziehen wir den *Bauch ein.* Noch einmal – tief einatmen, *Bauch vor* –, ausatmen – *Bauch einziehen.* Langsam in die Ausgangsstellung zurück. Ausruhen. Nun wiederholen wir die Übung auf der anderen Seite.

Wenn wir atmen, versuchen wir zu fühlen, wie unsere Organe und unser Körper von Sauerstoff durchströmt werden. Bis in die Fingerspitzen fühlen wir die erfrischende und wohltuende Wirkung dieser Übung. Wir stellen uns den Duft der Blume vor, und erfreuen uns an allem Schönen, das Gott für uns wachsen läßt.

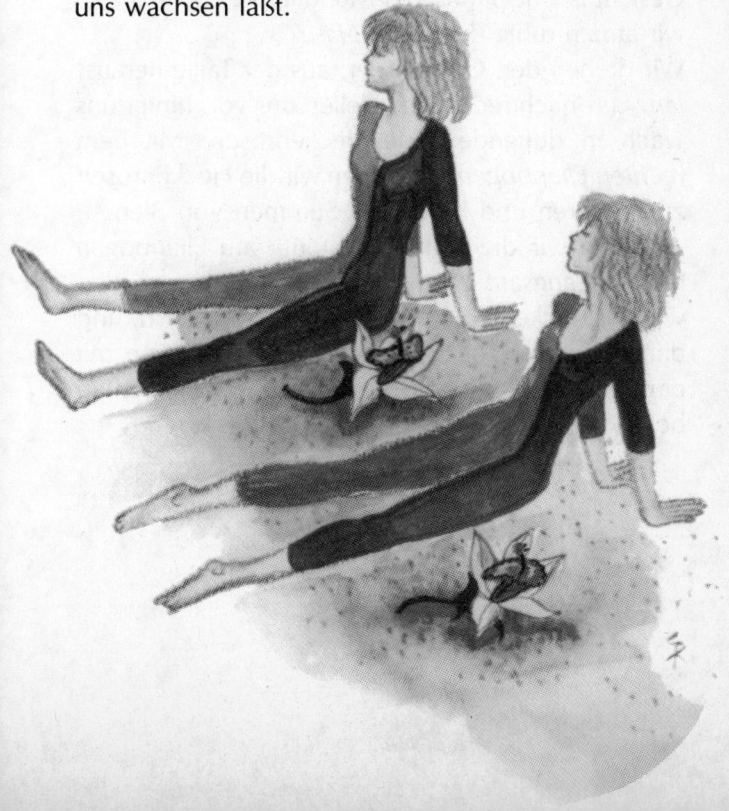

Mit Heckenrosen eine Brustwirbel-Bewegungsübung

Im Sitzen

Wir sitzen auf einem Sessel und verschränken die Hände am Hinterkopf. Wir nehmen die Ellenbogen zurück und halten den Rücken *gerade*, die Knie sind *geschlossen*. Die Augen schließen wir, das Gesicht ist entspannt, der Mund leicht geöffnet und wir atmen ruhig durch die *Nase*.

Wir drehen den Oberkörper, aus der Taille heraus, *langsam* nach rechts und stellen uns vor, hinter uns wachsen duftende zarte Heckenrosen. Mit dem *rechten Ellenbogen* versuchen wir die Heckenrosen zu berühren und hören das Summen von Bienen, während wir die Blätter der Blüte am Ellenbogen fühlen. *Langsam* zur Mitte zurückstrecken, fühlen wie der Rücken von Wärme durchströmt wird, und dann *langsam* auf die linke Seite drehen, um mit dem *linken Ellenbogen* die zarten Heckenrosen zu berühren.

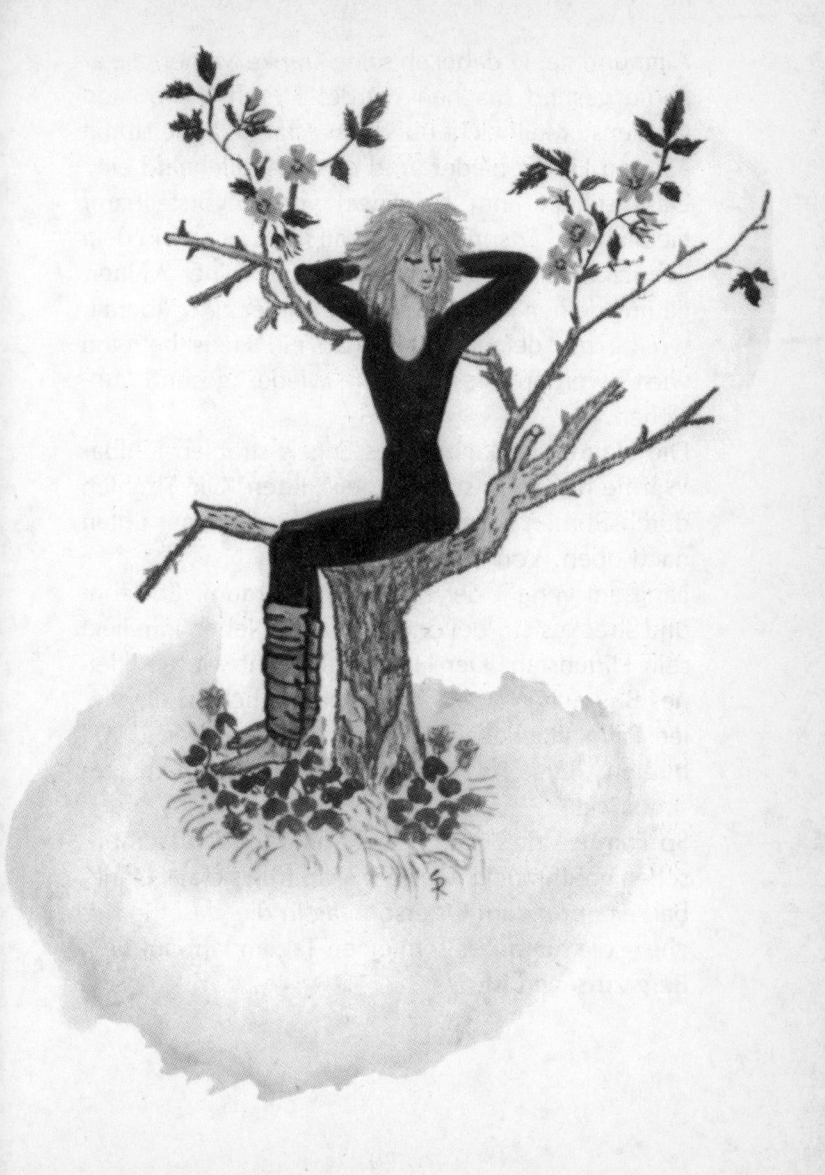

Altar und denkt dabei an seine kranke Mutter, die er gerne gesund machen würde. Durch die bunten Glasfenster fällt Licht über den Altar. Wärme strahlt auf den Hirten nieder, und er schläft lächelnd ein.

Da erscheint ihm ein Engel von unvorstellbarer Lieblichkeit. Er spricht zu dem Hirten: »Ich bin dein Schutzengel. Geh nach Hause zu deiner Mutter. Nimm deinen Hirtenstab mit. Immer und überall, wo du mit deinem Hirtenstab ein Haus betreten wirst, werden die Kranken wieder gesund aufstehen.«

Die Handinnenflächen des Engels strahlen fühlbar Wärme über den schlafenden Hirten. Die Strahlen durchströmen seinen ganzen Körper von unten nach oben. Von oben nach unten.

Langsam vergißt der Hirte seinen Traum. Er dehnt und streckt sich, bevor er erwacht. Neben ihm liegt sein Hirtenstab. Der Hirtenstab blüht wie ein kleines Bäumchen. Weiß und silbern leuchten die vielen Palmkätzchen des Hirtenstabes, und er ist mit bunten Bändern und bemalten Ostereiern geschmückt.

So kam es, daß am Ostersonntag überall Palmbuschen geschmückt wurden. Man trug sie aus Dankbarkeit immer am Ostersonntag in die gläserne Kirche – die nur an diesem einen Tag im Jahr auf dem Berg zu sehen ist.

Mai
Die Brücke

Die Farbe Blau breitet sich vor unseren Augen aus. Sie wird größer, weiter, wird zu einem wogenden Meer. Die Wellen gleiten hinauf und herunter. Die Wellen umspülen viele kleine Inseln. Auf jeder Insel wohnt jemand. Man kennt sich nicht, denn niemand hat Zeit. Jeder ist nur mit sich selbst beschäftigt.

Auf einer der kleinen Inseln wohnte Dunkel, ein schwarzes Einhorn mit seidigem Fell. Auf seiner Insel war es immer kalt, feucht und dunkel. Am Boden wuchsen rosarote Windblumen. Der Nebel hing wie eine Decke über ihnen. Dunkel blickte sehnsüchtig auf die Nachbarinsel. Dort wohnte Hell, ein weißes schönes Einhorn mit weißgoldener feiner Mähne. Auf seiner Insel war es immer hell, warm und trocken. Und am Boden blühten wie ein Teppich duftende Maiglöckchen.

Hell war so gegensätzlich zu Dunkel, daß sich Dunkel nicht getraute, mit ihm Verbindung aufzunehmen. Aber eines Tages begannen seine Gedanken aus den Schattengebilden seiner Insel eine Brücke zu Hell zu bauen. Als Hell dies bemerkte, freute es sich und begann mit seinen Lichtstrahlen eine Brücke zu Dunkel zu bauen.

Im Bad, im Garten, zu Hause – überall Freude durch Bewegung finden

Auf dem Bauch liegend

Der Mensch konsumiert die Dinge: die Menschen, das Leben, seinen Körper und seine Gesundheit. Bevor wir unsere Gesundheit verkonsumieren, sollten wir uns besinnen, etwas für das »Wichtigste«, unsere Gesundheit, zu tun!

In bequemer Kleidung legen wir uns bäuchlings auf eine zusammengelegte Decke. Dann atmen wir tief durch die Nase ein, heben den *rechten Arm* und das *linke Bein* gestreckt hoch – das Becken nicht hochheben – und stellen uns vor, daß sich vor unserer erhobenen Hand, hinter unserem erhobenen Fuß, junge Eichhörnchen befinden, nach denen wir die Finger und die Zehen strecken, um das seidige Fell der kleinen Tiere zu berühren. Langsam ausatmen, Arm und Bein senken und ausruhen. Nun wiederholen wir die Übung auf der anderen Seite. Wir führen diese Übung langsam aus, strecken uns nach den Tierchen und fühlen, wie unsere Muskeln sich dehnen und strecken, wie unser Körper warm durchströmt wird. Wenn wir fleißig sind, wird diese Übung 3mal auf jeder Seite ausgeführt. *Rechter Arm, linkes Bein* — hochstrecken! *Linker Arm, rechtes Bein* — hochstrecken! Wir wollen den Unbequemlichkeiten, die das Älterwerden mit sich bringt, froh und gerne die Stirne bieten.

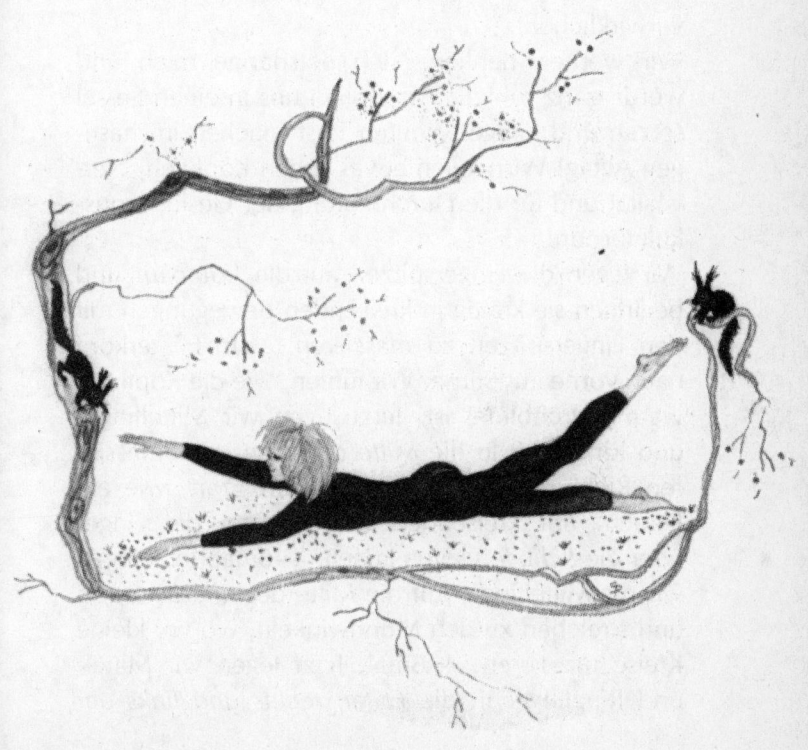

Überall läßt sich Entspannung finden

Sitzend

Säe ein Samenkorn in die Erde und es wird Dir eine Blume hervorbringen. Säe einen freundlichen Gedanken in Deine Vorstellung und er wird sich verwirklichen!

Wir werden denken: »Ich entspanne mich und werde ganz ruhig!« Wir wollen uns in einen Sessel setzen und einige Minuten Rast machen im hastigen Alltag! Wir wollen etwas gegen Kopfweh, Nervosität und für die Durchblutung der Gesichtsmuskulatur tun!

Wir legen die Fingerspitzen auf die *Kopfhaut* und beginnen sie kräftig in kreisenden Bewegungen mit den Fingerspitzen zu *massieren.* Vom Hinterkopf nach vorne zur Stirne. Wir fühlen, wie die Kopfhaut warm durchblutet ist. Jetzt legen wir Mittelfinger und Ringfinger in die *Mitte des Kinns* und massieren Richtung Schläfe, wo wir ganz zart, wie ein Hauch, mit kreisenden Bewegungen die Finger über die *Schläfe* gleiten lassen. 4–6mal. Jetzt legen wir die Mittelfinger auf die Mitte der *oberen Lippe* und streichen zu den Mundwinkeln, wo wir kleine Kreise massieren. 4–6mal. Jetzt legen wir Mittel- und Ringfinger in die *Falten rechts und links der*

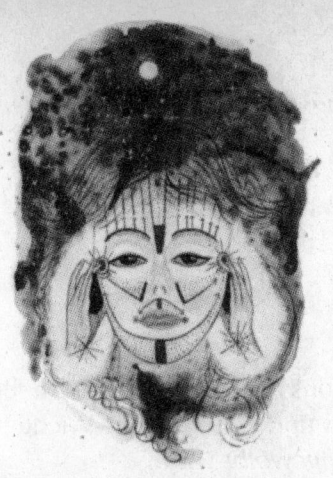

Wange und massieren zu den *Schläfen*, wo wir zart kleine Kreise mit den Fingerspitzen ausführen. 4–6mal. Jetzt legen wir Mittel- und Ringfinger auf die Stirnmitte und massieren entlang – oberhalb der Augenbrauen – *zum Haaransatz* hinauf. Von der Mitte nach außen über der Augenbraue. Von außen nach innen. 4–6mal, bis wir fühlen, daß die Haut durchblutet ist. Jetzt klopfen wir mit der Handoberfläche fest von *unten gegen das Kinn*. Von rechts nach links. Von links nach rechts, bis wir fühlen, daß die Hals- und Nackengegend durchblutet ist.

Zum Abschluß klopfen wir – kräftig – mit den Fingerspitzen auf *unseren Nacken*. Fest trommeln von den Schultern nach innen zur Wirbelsäule. Von innen nach außen.

Haben wir richtig massiert, werden wir Wärme durch unseren Kopf- und Nackenbereich strömen fühlen. Wir haben uns dabei ein wenig entspannt und ausgeruht.

Warum gleich verzagen?
Widerstandskraft üben

Auf dem Boden sitzend

Wir setzen uns auf den Boden und heben uns dann auf Händen und Füßen hoch. Wichtig ist, daß der Bauch *hochgewölbt wird.*

Wir stellen uns vor, daß ein Becher mit einer Blume darin auf unserer hochgewölbten Bauchdecke steht.

Langsam beginnen wir jetzt mit *kleinen* Schritten vorwärtszugehen. Dann, mit *kleinen* Schritten nach rückwärts. Wichtig ist es, dabei die Bauchdecke hochzuwölben, so als dürften wir aus dem Becher kein Wasser verschütten. Solange wir können, wandern wir vorwärts und rückwärts. Dann lassen wir uns langsam herunter und ruhen uns aus. Wir fühlen, wie unsere Gesichtshaut, die Nackenmuskulatur, der Rücken und die Oberarme durchblutet werden, fühlen die heilsame Wärme durch unseren Körper strömen und atmen dabei ruhig und gleichmäßig *durch die Nase.* Und wir denken dabei: Meine Widerstandskraft entwickelt sich von Moment zu Moment. Wir wiederholen diesen Satz in Gedanken sooft wir daran denken. Es sind Gedanken, die auf den Geist wie Befehle wirken –

kraftspendend, lebensspendend und befreiend. Sprechen wir diesen Satz auch unmittelbar vor dem Schlafen, wird alles geschehen, um unsere Gedanken zu verwirklichen.

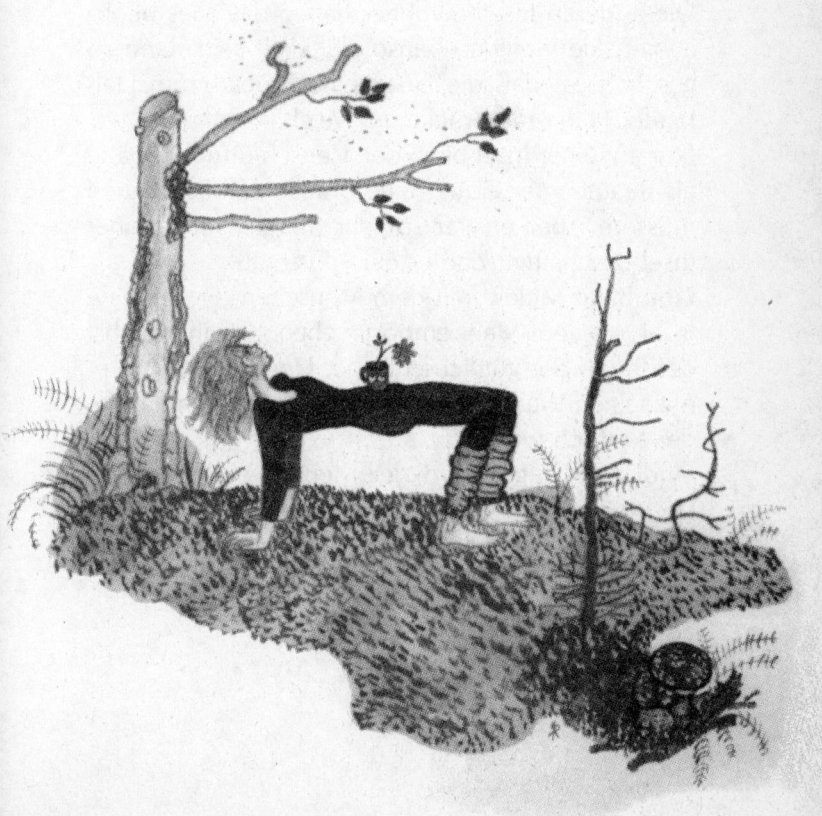

Vor ihren Augen verband sich die Brücke. Maiglöckchen und Windblumen überwucherten sie wie ein weicher kostbarer Teppich. Hell und Dunkel begegneten sich. Es war ihnen, als würden sie sich seit Ewigkeiten kennen. Hell ruhte sich im kühlen Schatten aus. Dunkel genoß die Sonne auf seinem herrlichen Fell. Sie lebten voller Glück, Frieden und Freude zusammen.

Die anderen Inselbewohner hatten das alles beobachtet. Sie wollten ebenso glücklich sein. Und so geschah es, daß die Liebe eine Brücke zum Haß baute, Hart eine Brücke zu Weich.

Nur auf einer Insel blieb der Mensch übrig. Er hätte als Beauftragter Gottes eine Brücke zu allen bauen müssen. Aber er war so sehr mit sich und seiner Insel beschäftigt, daß er darauf vergaß.

Gott hatte Mitleid mit dem Menschen. Er ließ eine Insel aus dem Meer emportauchen. Auf ihr wächst der Baum der göttlichen Liebe. Unsichtbar flicht er mit seinen Wurzeln die Brücke zu der Insel, auf der der Mensch wohnt.

Und eines Tages wird der Mensch einen Augenblick vergessen, sich mit sich selbst zu beschäftigen. Er wird Gott sehen und ihm entgegengehen.

Juni
Die Seerose

Dämmriges Licht liegt über einem stillen See. Die Farbe des Wassers ist unsere Lieblingsfarbe. Ruhig und gleichmäßig atmen wir die Farbe ein und aus.

Der See liegt geschützt mitten im Wald und sein Wasser ist klar und durchsichtig. Der Grund ist bedeckt mit weißen glatten Steinen, über denen silbrig das Licht spielt. Am Ufer stehen Trauerweiden. Ihre Zweige hängen wie langes Haar ins Wasser. Auf dem Wasser schwimmen wie kleine Inseln grüne Blätter, und Seerosen recken ihre geschlossenen Blüten wie wächserne Kelche der Sonne entgegen.

Durch den Wald kommt ein Mann, der einen irdenen Krug unter dem Arm trägt, um Wasser zu holen. Bei den Weiden kniet er nieder und erfreut sich am Anblick der tanzenden schlanken Libellen und ihrer durchsichtigen Flügel. Es ist still und ruhig über dem Wasser, verträumt blickt der Mann auf die Seerosen, die sich, dem Auge kaum sichtbar, auf dem Wasser leicht bewegen.

Sein Blick versinkt in einer Seerosenknospe, die vor ihm liegt wie ein göttliches Geheimnis. In seinem Blick liegt offen die ganze Sehnsucht seines Her-

Wir bewegen uns harmonisch und finden Entspannung

Auf dem Boden sitzend

Wie unwahrscheinlich harmonisch wiegt sich ein Halm im Wind. Ebenso schön bewegt sich ein menschlicher Körper, wenn sein Geist zur Ruhe gebracht werden kann.

Yoga bietet eine Entspannung an, die mit der Entspannung des Körpers beginnt und mit der Entspannung von Geist und Körper endet.

Wir wollen eine Pflanze sein, die sich wiegt. Wir sitzen am Boden, spreizen die Beine, verschränken die Arme am Hinterkopf und beugen uns langsam auf die *rechte Seite,* versuchen mit dem Haar das *rechte Knie* zu berühren. Die Ellbogen hängen locker rechts und links vom Knie, und wir fühlen wie die Erdanziehungskraft sie nach unten zieht. Ganz langsam richten wir uns auf. Und wieder beugen wir uns, jetzt auf die *linke Seite,* berühren mit dem Haar das *linke Knie*. Die Kniekehlen sollen während der Übung durchgedrückt sein.

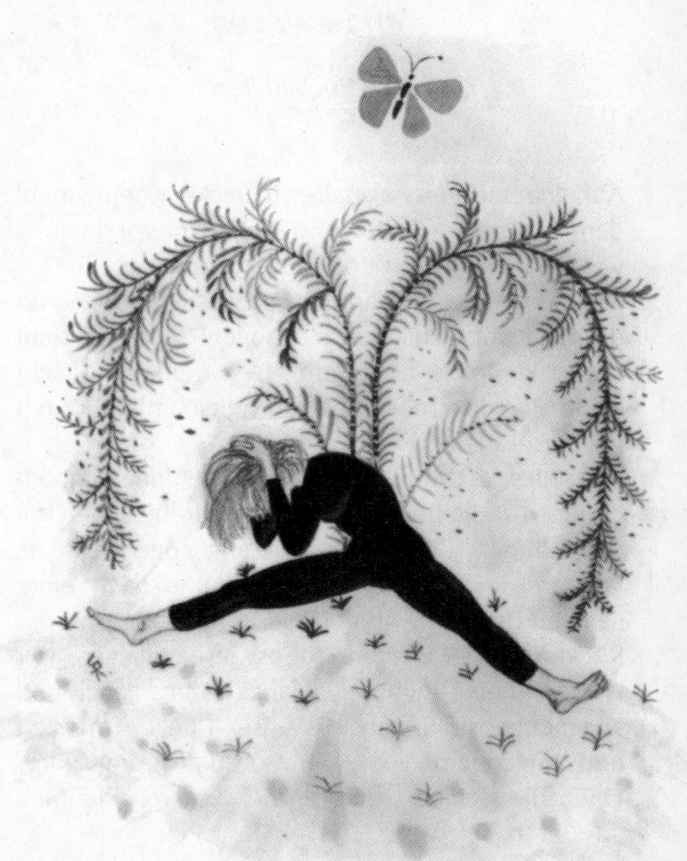

Mit Phantasie und Freude sich bewegen

Auf dem Rücken liegend

Auf einer zusammengefalteten Decke liegen wir auf dem Rücken am Boden und stellen uns vor, in einer warmen, weichen Mooswiese zu ruhen.

Wir ziehen die Knie an, legen locker die Finger auf die Knie und schließen die Augen. Unser Gesicht ist vollkommen entspannt. Der Mund ist leicht geöffnet, wir atmen ruhig und gleichmäßig durch die *Nase* aus und ein.

Wir stellen uns eine große, runde, goldene Sonnenblume vor, die über uns schwebt und beginnen mit den Händen die Knie und die angezogenen Beine *langsam* im Kreis der Sonnenblume nach einer Seite zu drehen, während die *Wirbelsäule* und der Rücken auf der weichen Mooswiese aufliegen. Wir kreisen in eine Richtung solange es uns gefällt und angenehm ist, fühlen wie unser Rücken massiert und angenehm von Wärme durchströmt wird. Dann die gleiche Übung in der anderen Richtung ausführen.

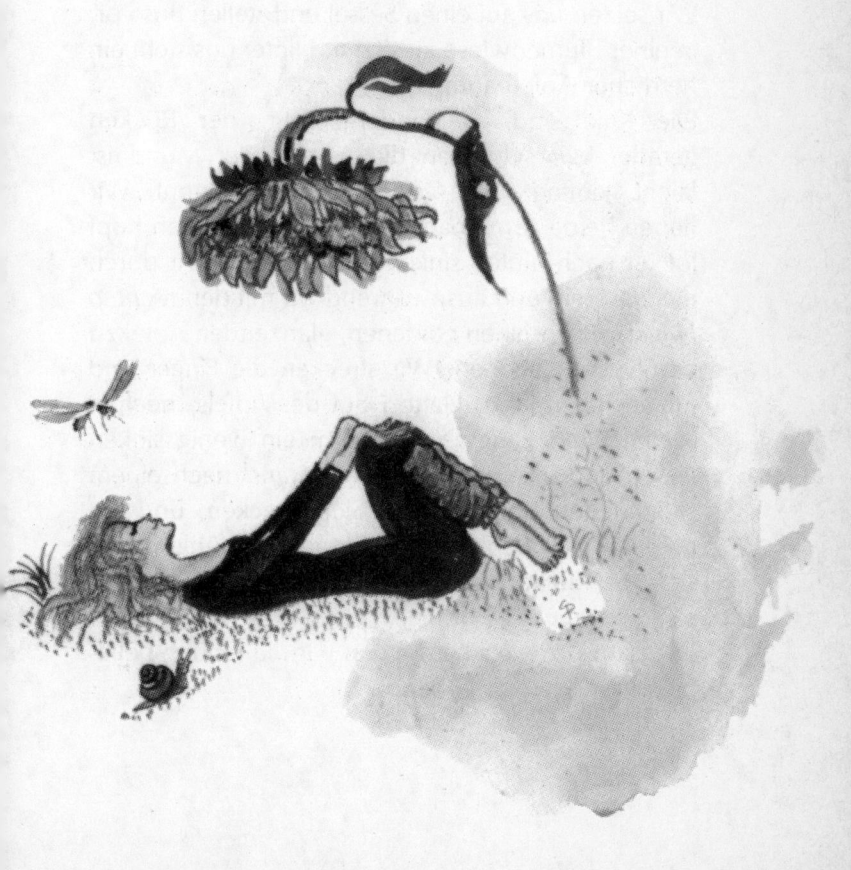

Locker und ruhig strecken wir uns

Sitzend

Wir setzen uns auf einen Sessel und stellen uns vor, in einer Blumenwiese zu sitzen. Hinter uns steht ein herrlicher Apfelbaum.

Die Knie sind aneinandergepreßt, der Rücken gerade. Wir schließen die Augen, der Mund ist leicht geöffnet, das Gesicht ganz entspannt. Wir heben beide Arme nach oben und lassen den Kopf locker nach hinten sinken. Ruhig atmen wir durch die *Nase* ein und aus, während wir mit den *rechten Fingerspitzen* einen goldenen, glänzenden Apfel zu berühren versuchen. Wir strecken die Finger und fühlen die warme, glatte Haut des Apfels, riechen seinen Duft. Langsam den Arm ein wenig sinken lassen und jetzt mit der *linken Hand* nach einem rotgoldenen Apfel greifen. Sich strecken, und ihn mit den Fingerspitzen berühren. Wir fühlen, wie sich die Rückenmuskulatur dehnt und die Wirbelsäule gestreckt wird.

Langsam Arme senken, wenn wir die Übung beliebig oft wiederholt haben.

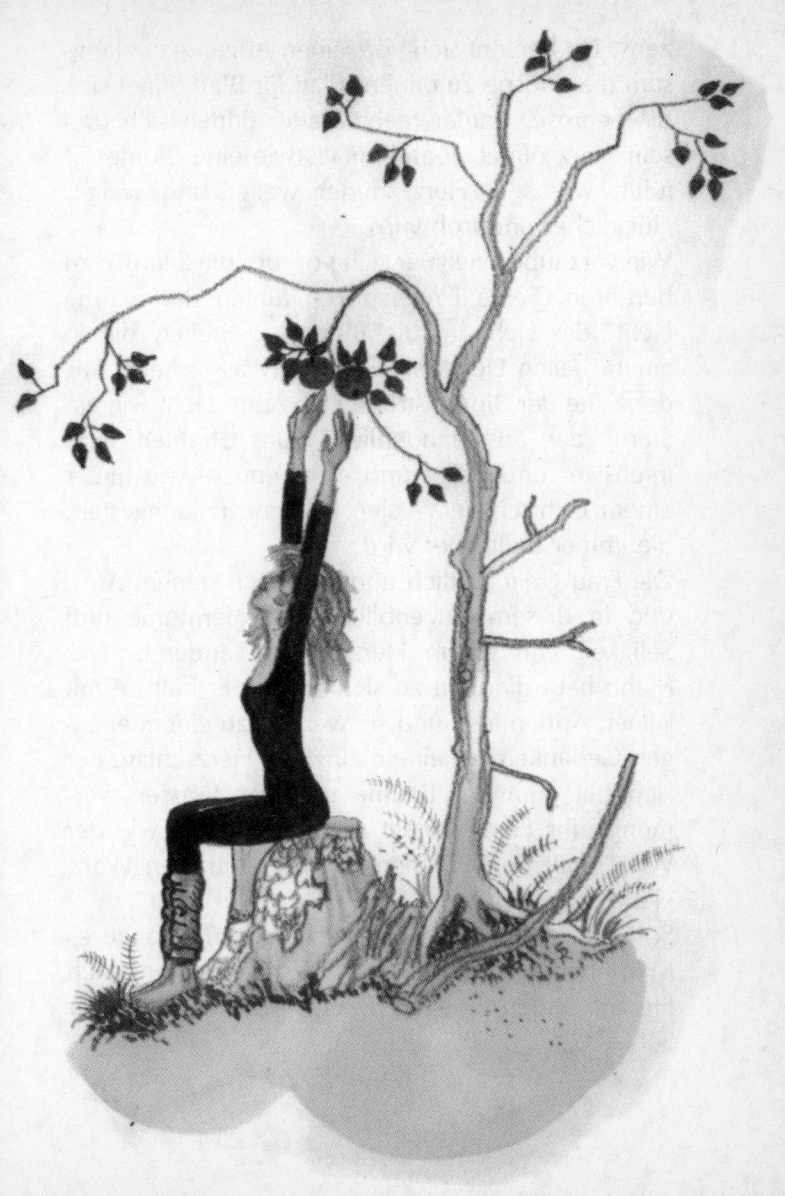

zens. Da beginnt sich vor seinen Augen ganz langsam die Knospe zu öffnen. Blatt für Blatt öffnet sich die Seerose. Immer mehr Blätter öffnen sich und sein Herz öffnet sich ebenfalls wie eine Blume. Er fühlt, wie sein Herz immer weiter und weiter, glücklicher und froh wird.

Wie verzaubert neigt er sich vor, um die Seerose zu berühren. Seine Fingerspitzen fühlen das warme Licht, das sich um die Blume ausbreitet, die in einem hellen Lichtkreis auf dem Wasser liegt. Aus der Mitte der Blume strömt Liebe und Licht wie ein Stern, der auseinanderfließt. Das Strahlen wird intensiver und heller und er erkennt – wie hinter einem Lichtschleier – eine liebliche Frauengestalt, die immer deutlicher wird.

Die Frau greift zärtlich und zart nach seinem Arm, und in diesem Augenblick fließt Harmonie und Seligkeit von einem Herzen zum anderen. Der Mann hebt die Frau zu sich empor. Er hält sie mit seinen Armen fest, und sie werden zu einem einzigen Gedanken, zu einem einzigen Herzschlag, der sich mit dem der Bäume und des Wassers vermengt. Ihr Herz schlägt ruhig und leicht wie der Wind über den Bäumen in einem einzigen Wort: Liebe – Liebe.

So ist es. So war es. So wird es sein, solange es Menschen gibt. Immer wird es so sein, wenn sich Herzen öffnen, Blatt für Blatt, in der Stille unserer Sehnsucht.

Juli
Marisa und Yarvana

Von hohen Bergen umschlossen und von liebli-
chen Düften erfüllt breitet sich vor unseren
Augen ein Tal aus. Die Elfe der Lüfte wohnt dort.
Sie schläft in den Blüten der Erdbeeren und reitet
auf dem Rücken der Nachtschwärmer. Wir sehen
die samtigen Flügel des Schwärmers und fühlen das
seidige Pelzchen seines Körpers.
Manchmal verwandelt sich die Elfe der Lüfte, um
mit den Menschen zusammenzusein. Für Liebende
verwandelt sie sich in einen glückbringenden
Marienkäfer, den Kindern zur Freude in einen fröhlichen Heuhüpfer, und für verirrte Wanderer verwandelt sie sich in eine Schlange, um sie davon
abzuhalten, einen gefährlichen Weg einzu-
schlagen.
Mit Liebe weiß die Elfe die Winde zu bändigen oder
zu entfesseln und sorgt so für die notwendige Harmonie in der Natur. Wir fühlen den Wind über
unsere Haut streichen und versuchen das Stimmchen der Elfe und ihre Aufgabe zu verstehen.
Eines Tages befahl die Elfe der Lüfte dem Wind
zwei Samen in ihr Schicksal zu tragen. So kam es,
daß Marisa und Yarvana ihrer Zukunft von einem
Windstoß entgegengetragen wurden.

Mit geschlossenen Augen – bei Musik – machen wir eine Seitendehnungsübung

Stehend

Wir stellen uns vor, mit gespreizten Beinen zwischen hohen Gräsern zu stehen, die sich im Wind leicht bewegen. *Langsam* lassen wir den Oberkörper nach *links* gleiten. Wir schließen die Augen, entspannen das Gesicht und versuchen mit der *linken Hand* die Gräser zu berühren.

Durch die *Nase* atmen wir ein und leiten den Atem in die *rechte* Seite des Körpers. Wir halten den *Atem an* und lockern gedanklich alle Spannungen in der rechten Seite des Körpers.

Wir atmen *langsam* aus, richten uns sehr *langsam* auf und ruhen uns ein wenig aus, bevor wir uns auf die rechte Seite gleiten lassen, um mit der rechten Hand die Gräser zu berühren. Nun atmen wir in die linke Körperseite ein und lösen und lockern alle Spannungen in unserem Rücken.

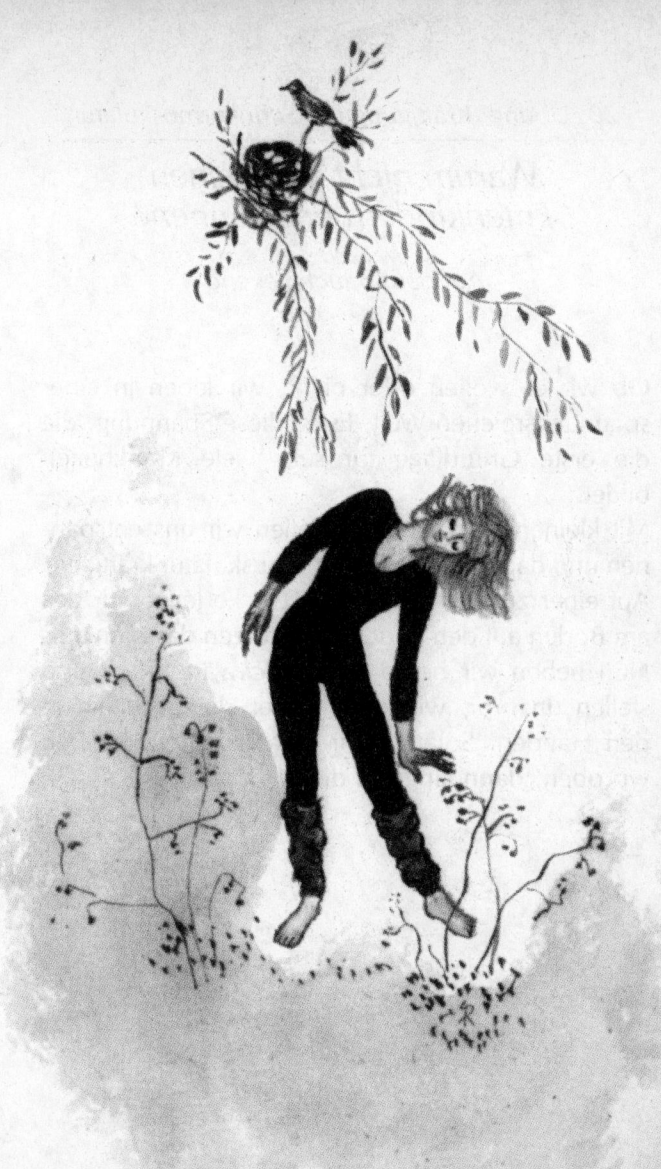

Warum nicht mit kleinen Entenkindern entspannen?

Auf dem Bauch liegend

Ob wir es wollen oder nicht, wir leben in einer spannungsreichen Welt. Es ist diese Spannung, die die erste Grundlage für sehr viele Krankheiten bildet.

Mit kleinen Entenkindern wollen wir uns entspannen und dabei unsere Schultermuskulatur kräftigen. Auf einer zusammengelegten Decke legen wir uns am Boden auf den Bauch und stützen das Kinn auf. Nun heben wir beide *Arme rückwärts hoch* und stellen uns vor, wir halten zwei kleine Entlein in den Händen. Solange wir es fein finden, bleiben wir oben, dann langsam die Arme senken.

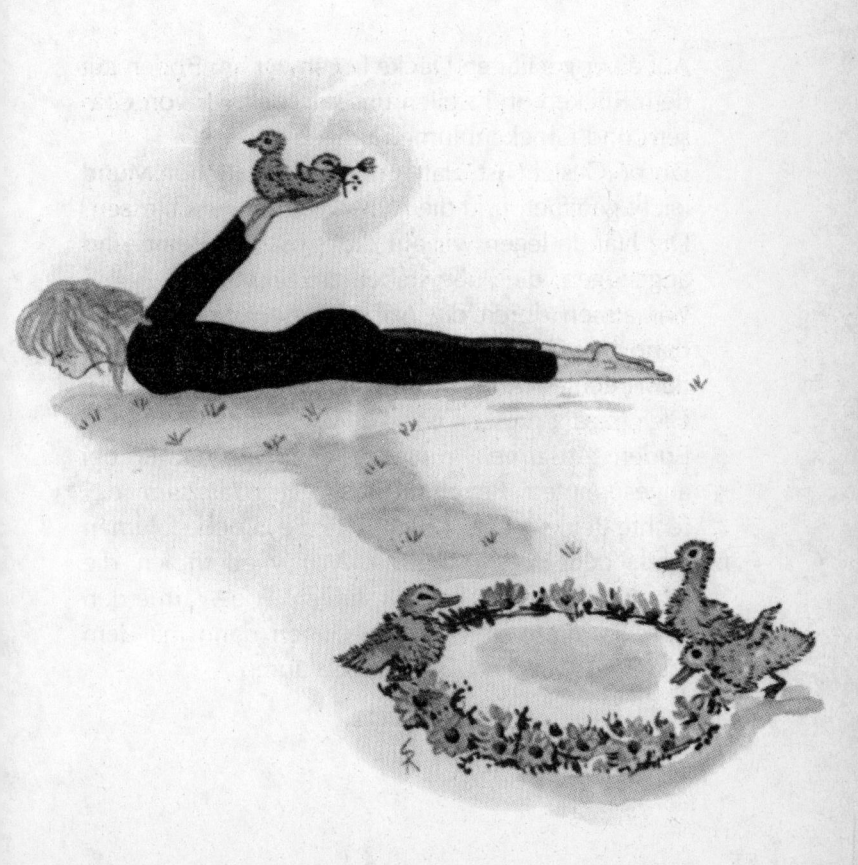

Vorbeugende Wirbelsäulen-Haltungsübung

Auf dem Rücken liegend

Auf einer gefalteten Decke liegen wir am Boden auf dem Rücken und stellen uns vor, daß wir von Gräsern und Glockenblumen umgeben sind.

Unser Gesicht ist glatt und entspannt, der Mund leicht geöffnet, und die Augen werden geschlossen. Die Hände legen wir auf die Brust, die Beine sind angezogen, die Füße stehen am Boden.

Wir atmen durch die *Nase* langsam und tief ein, dann halten wir den *Atem* an und versuchen mit dem rechten *Knie* die rechte *Hand* zu berühren. Gleichzeitig pressen wir die *Wirbelsäule* gegen den Boden. *Ausatmen*, ruhig weiteratmen und nun bei angespannten Bauchmuskeln ganz *langsam* das rechte Bein senken, bis der Fuß die Glockenblumen fühlt, den Boden berührt. Wir wiederholen die Übung sooft es uns gefällt, fühlen, wie Wärme den Körper durchströmt und beginnen dann mit dem anderen Bein die Übung auszuführen.

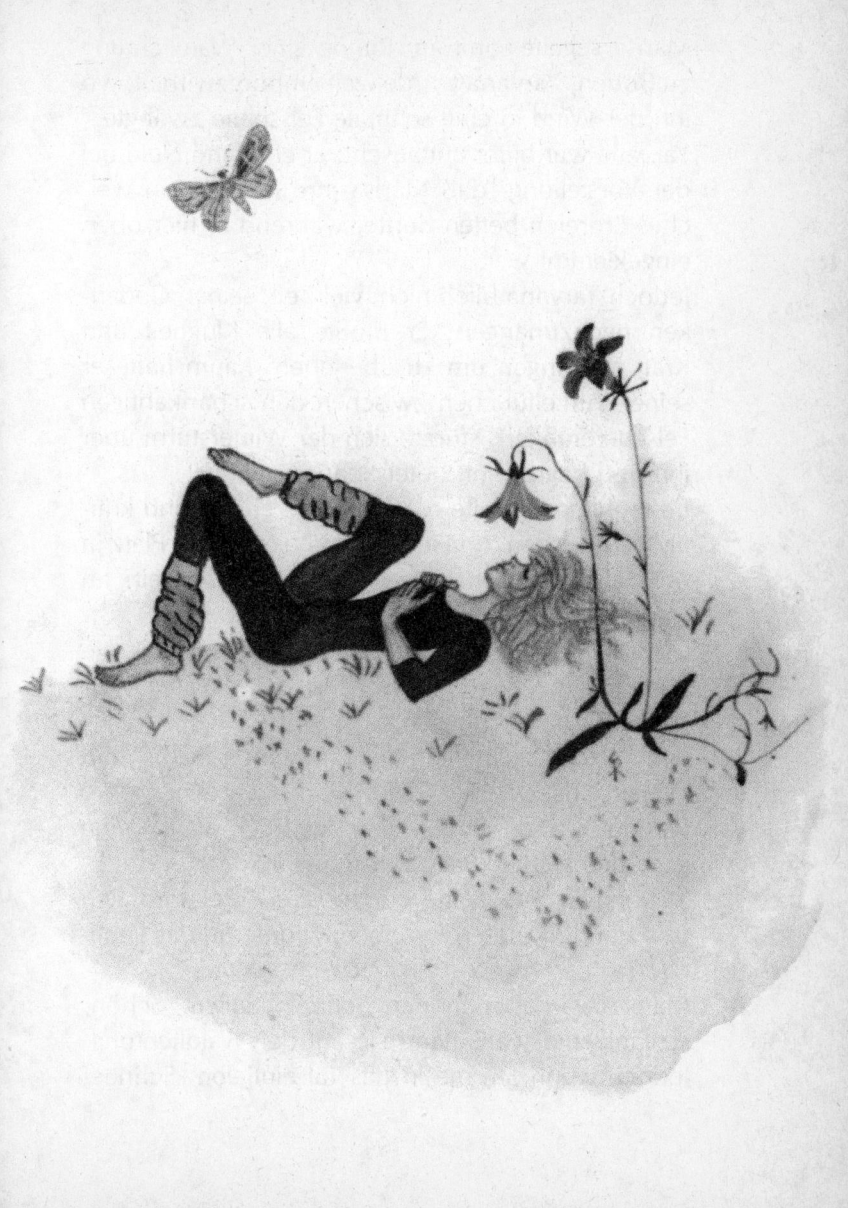

Marisa segelte sanft am Rande einer Waldlichtung zu Boden, Yarvana wurde weit emporgewirbelt, wo ihn der Wind in eine schmale Felsspalte zwängte.

Yarvana war bitter enttäuscht. Er empfand Neid bei der Vorstellung, daß Marisa ihre Füßchen in weiches Erdreich betten durfte, während er hier oben eingeklemmt war.

Jedoch Yarvana blieb nicht viel Zeit, seinen Gedanken nachzuhängen. Er mußte alle Klugheit und Kraft aufbringen um zu überleben. Kaum hatte er seine Wurzelfüßchen zwischen den scharfkantigen Felsen verankert, stürzte sich der Wintersturm über ihn und begrub ihn unter Schnee und Eis.

Im Frühling kämpfte er weiter, um größer und kräftiger zu werden. Im Herbst konnte er seinen Platz in der Felswand behaupten und hatte nun Zeit, an Marisa zu denken.

Marisa ging es gut. Ohne jeden Kampf war alles wie von selbst gegangen, und Marisa war ein stattlicher kleiner Baum geworden.

Jahr für Jahr reichten Frühling, Sommer, Herbst und Winter einander die Hand. Marisa war eine hohe, wunderschöne Birke geworden, Yarvana eine geduckte wettergegerbte Krüppelbirke.

Yarvana kannte keine Furcht. Frei, breit, fröhlich und stark blickte er von oben hinunter in das liebliche Tal.

Marisa war alles in den Schoß gefallen. Schön, schlank und weiß stand sie auf der Waldlichtung. Jedoch wenn Stürme in das Tal einfielen, Schneemassen ihre geraden Äste zu brechen drohten, die Sonne wie ein roter glühender Ball am Himmel hing und ihre Blätter zu versengen drohte, da empfand sie tödliche Angst und Furcht. Sie wurde trübsinnig und krank, wenn Männer mit Sägen vorübergingen, um schöne Bäume zu fällen, die teure Bretter zu werden versprachen.

Da mußte Marisa daran denken, wie gut es Yarvana ging, der diese Sorgen nicht kannte. Und sie empfand Neid.

Die Elfe der Lüfte saß im blühenden Erikakraut und dachte lächelnd darüber nach, wie sehr sich doch das Schicksal aller Lebewesen glich. Auch im Menschen ist ein Schicksal, das seinem Leben die Kraft verleiht. Und der Wind kommt und geht zum Himmel.

August

Das Mädchen Prana

Seit Ewigkeiten herrschen überirdische Kräfte über der Erde. Rosarote Wolken schweben um die Erdkugel, und aus ihnen fällt lebensspendender Tau in das Herz der Menschen.

Im Garten Eden lebte das Mädchen Prana. Ihre Arbeit bestand darin, die Lebenskraft und das Wachstum allen Lebens, das sich nach einem feststehenden Plan vollzieht, zu erhalten. Prana hauchte über die Äpfel, damit sie rote Wangen bekamen, küßte die Schmetterlinge, damit sie bunt und schön blieben, bemalte die Vogeleier mit kleinen Punkten, damit sie nicht gefunden wurden. So sorgte sie dafür, daß genügend Luft zum Atmen, genügend reines Wasser zum Trinken und reichlich Früchte und Samen für alle bereit war.

Strahlendes Licht und König des Himmels war die Sonne. Die Sonne mochte das Mädchen und schenkte allen Menschen, die mit frohem Herzen ihre Arbeit verrichteten, die menschliche Kraft und Gesundheit, die sie dazu brauchten. Luna, die Himmelsgöttin, als Herrin des Mondes, ergänzte das männliche Prinzip der Sonne durch weibliche Eigenschaften wie Zugänglichkeit und Empfindsamkeit. Sie war so einfühlsam, daß sie in allen anderen

Stärkung der mittleren Gesäßmuskulatur

Auf der Seite liegend

Auf einer zusammengelegten Decke auf der rechten Seite liegend, stützen wir den Kopf in die rechte Hand, die Beine sind gerade ausgestreckt.

Wir stellen uns vor unter einer ausladenden Trauerweide zu liegen, fühlen den warmen Wind, der durch die Blätter streicht und heben langsam das linke Bein hoch – soweit es uns möglich ist.

Wir versuchen mit den Zehenspitzen die untersten Blätter zu erreichen, strecken das Bein noch ein klein wenig höher, wenn es geht, und fühlen nun schon genau, wie sich der Gesäßmuskel unter unserer Haut bewegt.

Mit den Zehen versuchen wir *den Zweig nach hinten* zu schieben, fühlen die Muskelarbeit unter der Haut, sind uns unseres Körpers bewußt und fühlen die Durchblutung im Rücken, in den Beinen und im Gesäß.

Langsam senken wir das Bein, ruhen uns aus, empfinden die Wärme und rollen uns auf dem Bauch auf die andere Seite, um die Übung mit dem rechten Bein zu wiederholen. Diese Übung sollten wir auf jeder Seite 3mal machen.

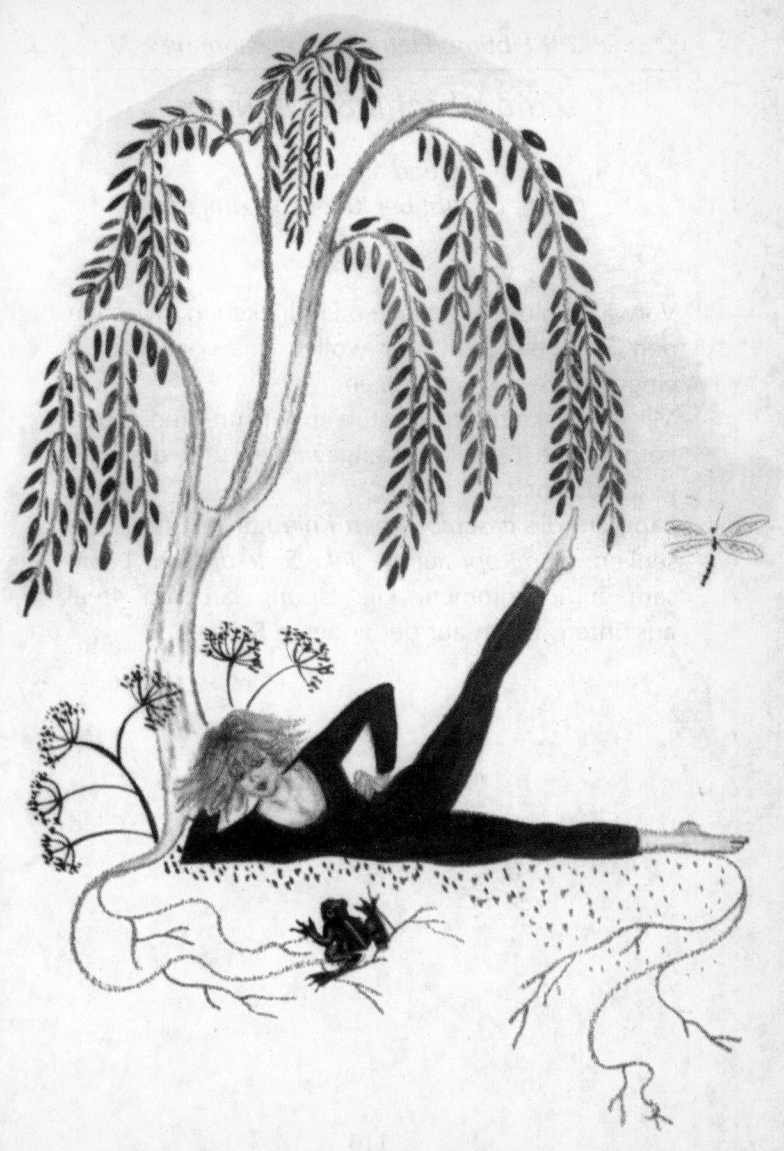

Zum Abschluß des Tages

Sitzend am Boden
(Nicht erlaubt bei Knieverletzungen)

Vorwitzig blühen die ersten Eisglöckchen zwischen den Schneefeldern. Wir wollen uns vorstellen in einem großen »S« zu sitzen.

Mit gestreckten Armen stützen wir unseren Oberkörper. Die Beine sind angewinkelt und die Knie geschlossen.

Langsam die *geschlossenen Knie* zur *rechten Seite* senken. *Den Kopf* auf die *linke Seite drehen.* Langsam zurückkommen. Die Übung langsam 4mal ausführen. Dann auf der anderen Seite.

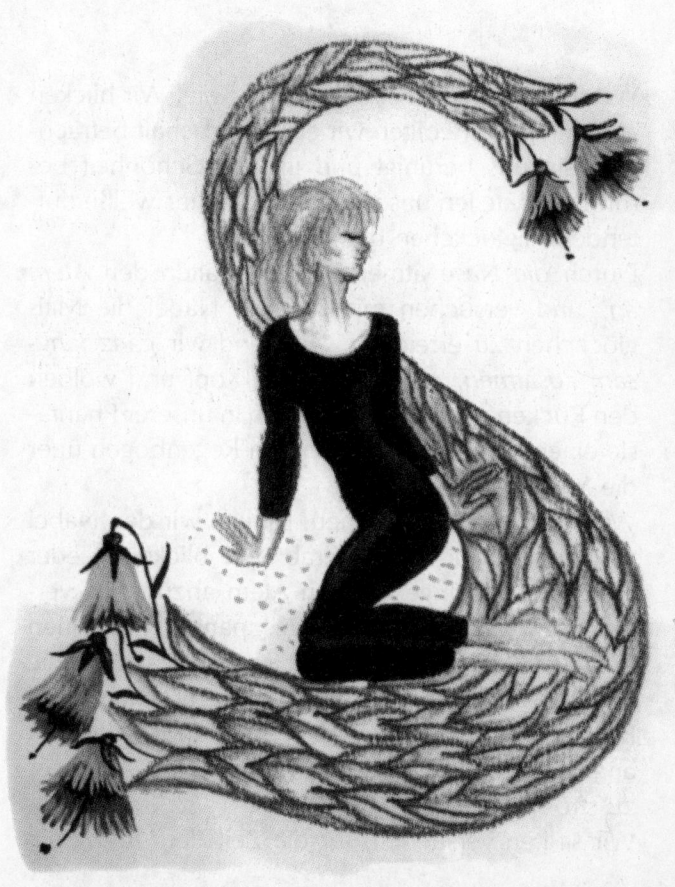

Ein Regenbogen über Blumen

Auf Ellbogen und Knien gestützt
(Vorsicht bei Lendenwirbelbeschwerden)

Wir stützen uns auf Ellbogen und Knie. Wir blicken geradeaus, als wollten wir eine Landschaft betrachten, die uns beruhigt und in ihrer Schönheit berührt. Wir stellen uns vor, daß unter uns weiße duftende Maiglöckchen blühen.

Durch *die Nase* atmen wir ein, halten den *Atem an,* und versuchen mit unserem Nabel die Maiglöckchen zu erreichen. Während wir *ganz langsam ausatmen,* senken wir den Kopf und wölben den Rücken nach oben, spannen in unserer Phantasie einen herrlichen leuchtenden Regenbogen über die Maiglöckchen.

Wenn wir wieder einatmen, senken wir den Nabel auf die Maiglöckchen herab und blicken wieder geradeaus, solange wir den Atem anzuhalten vermögen. Wenn wir ausatmen, spannen wir einen noch höheren und schöneren Regenbogen über die Maiglöckchen und dehnen unsere Rücken- und Halsmuskeln, fühlen, wie Wärme und sauerstoffangereichertes Blut durch unseren ganzen Körper zu strömen beginnt.

Wir sollten versuchen, für die Zeit der Übung ein

wenig unsere Umgebung zu vergessen. Unser Geist ruht aus, indem er sich Maiglöckchen und leuchtende Regenbogenfarben vorstellt. Unser Körper gibt sich dadurch entspannt der weichen und fließenden Bewegung unseres Rückens hin, die Nerven entspannen sich, die Gefäße werden mit Blut durchströmt und unsere Seele erinnert sich der vielen schönen Stunden, der vielen schönen Erlebnisse aus unserem Leben. Wie von selbst verlassen uns traurige und dunkle Gedanken, während wir die Übung weich und schön wie ein Grashalm im Wind ausführen.

Unser Körper, unser Geist, unsere Seele, dankt uns für jede Minute Zeit, die wir unserer Gesundheit und unserem Wohlbefinden opfern.

Diese Übung kann ausgeführt werden solange es angenehm ist – vor allem aber wirkt sie nach dem Aufstehen und vor dem Zubettgehen.

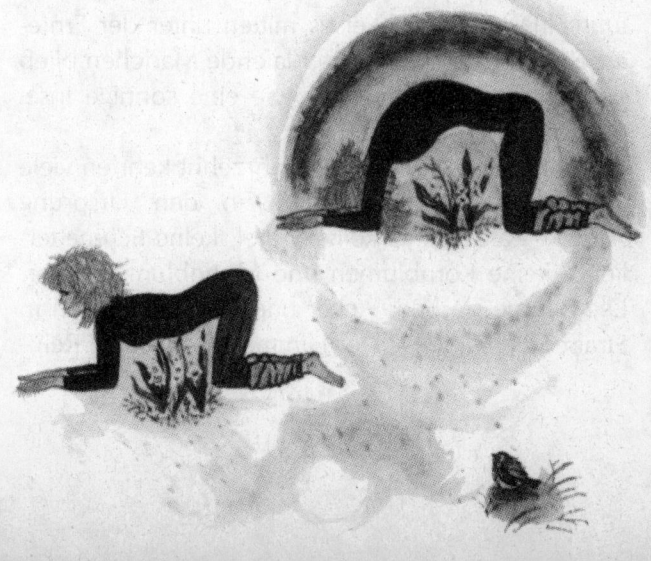

fast aufzugehen schien. Luna hütete die Mutterschaft, Heim und Familie. Darüber hinaus war sie die Herrin alles Fließenden, der Gezeiten und der menschlichen Gefühle. Die Himmelsgöttin war dem fleißigen Mädchen Prana sehr zugetan.

So fleißig Prana auch arbeitete, so sehr es sich für die Menschen bemühte, die Menschen dankten es ihr nicht. Sie zogen sich aus der Natur zurück, weg von der Natur und waren immer mehr mit sich selbst beschäftigt. Das geistige Klima wandelte sich, es strebte fort von den magischen Kräften. Der Mensch begann zu klassifizieren und zu ordnen, was an Übernatürlichem noch greifbar war.

Das geistige Zeitalter wurde von einem materiellen Zeitalter abgelöst.

Undurchdringliche Wolken begannen die Erde zu verdunkeln. Kein lebensspendender Tau fiel mehr vom Himmel in die Herzen der Menschen, und immer mehr Herzen wurden krank.

Das Mädchen Prana hatte auf Erden immer mehr zu tun. Eines Tages schlief es mitten unter der Erntearbeit ein. Rund um das schlafende Mädchen blieb der Garten Eden bestehen wie eine sonnige Insel der Hoffnung.

Das Mädchen schlief. Jedes Jahrzehnt kehrten viele Tierarten und Pflanzenarten in den Ursprung zurück. Bald gab es keine Vögel, keine Schmetterlinge, keine Kornblumen und Mohnblumen mehr. Die Bäume starben. Äcker und Wiesen wurden in Straßen verwandelt. Der Himmel verlor seine Reinheit und Stille, das Meer seine Bewohner und Klarheit.

Der König des Himmels vermißte das Mädchen Prana, und die Sonne wurde heiß vor Unwillen. Die Himmelskönigin Luna wurde traurig ohne die Gesellschaft des Mädchens, und die Empfindsamkeit der Menschen nahm ab, Heim und Familie gerieten in Vergessenheit. Nichts war bald wie vorher, Angst und Krankheiten des Herzens und des Geistes breiteten sich aus. Die Sehnsucht nach dem Garten Eden erwachte in den Menschen, und das Zeitalter des Wissens war ein dunkles Zeitalter.

Einige beherzte Menschen machten sich auf die Suche nach dem Mädchen Prana und der goldenen Insel der Hoffnung, auf der es noch immer schlief. Sie wollten das Mädchen bitten, ihnen dabei zu helfen, den Garten Eden wiederzuerlangen. Und so geschah es, daß die Menschen versuchten, die Sprache der Tiere und Pflanzen zu verstehen, um von der Natur zu lernen, welches Zauberwort die Türe zum Garten Eden öffnen könnte.

September
Der Apfelkern

*V*or unseren Augen entsteht ein lebendiges Bild. Wir sehen einen demütigen Heiligen. Er sitzt vor einer einfachen Hütte in einem friedlichen Wald. Er lebt alleine an diesem einsamen Ort und um ihn ist Helligkeit und Stille. Kaufleute scheuen den weiten Weg nicht, um seinen Rat zu suchen, wie sie sich ihre Wünsche erfüllen können. Dankbar legen sie Edelsteine vor ihm nieder, bevor sie gehen.

Verschleierte edle Frauen werden in Sänften zu der einfachen Hütte getragen und teilen ihm ihre geheimsten Ängste und Wünsche mit. Demütig und dankbar lassen sie von ihren Sklaven glitzerndes Geschmeide vor ihm ausbreiten.

Kirchenfürsten und Könige suchen seine Weisheit, um die Wünsche ihrer Untertanen zu erfüllen. Truhen von kostbar gearbeiteten Bechern und edelsteingeschmückte Waffen finden Platz in der einfachen Hütte des Heiligen.

Eines Tages fand ein kleiner schmächtiger Junge, der nur einen kleinen Lendenschurz trug, den Weg zum Heiligen und bot ihm freundlich einen schönen Apfel als Geschenk dar. Dankend segnete der alte Mann den Jungen und erkundigte sich freundlich nach seinen Wünschen.

Entspannung nach langem Sitzen

Sitzend

Mit geradem Rücken sitzen wir auf einem Sessel und stellen uns vor, auf einem nach Harz duftenden Wurzelstock zu sitzen. Wir schließen die Augen, unser Gesicht ist entspannt, der Mund leicht geöffnet. Wir atmen ruhig und gleichmäßig durch die *Nase.*

Wir nehmen beide *Schultern zurück,* der Rücken ist *gerade,* die beiden Knie sind geschlossen.

Langsam drehen wir den Kopf jetzt nach rechts, denn ein winziger Zaunkönig hat sich auf unserer *rechten* Schulter niedergelassen. Wir drehen den Kopf zu dem kleinen Vogel und versuchen, indem wir das Kinn *vorstrecken,* das weiche Gefieder des Vogels zu berühren. Dann *langsam* zurück, wir fühlen, daß wir die Nackenmuskulatur gedehnt haben, und nun drehen wir den Kopf nach links, um mit dem Kinn den Zaunkönig zu berühren, der nun auf unsere linke Schulter geflogen ist.

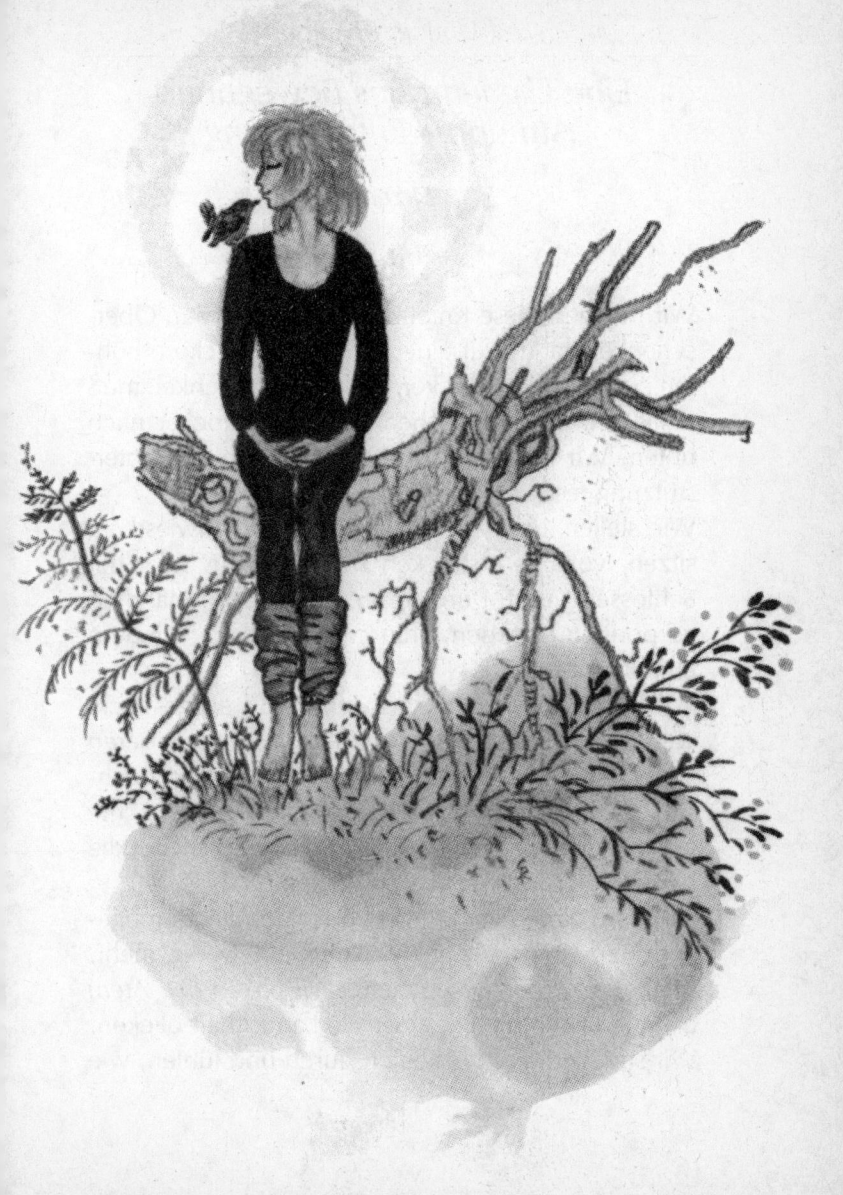

Eine Elfe lehrt uns Bewegung – Atmung – Entspannung

Sitzend

Wir machen diese Knieübung, die auch den Oberschenkel stärkt, auf einem mit einer Decke erhöhten Sessel oder Hocker. Der Oberschenkel muß aufliegen, der Unterschenkel baumelt locker nach unten. Wir halten uns mit den Händen zur Unterstützung fest.

Wir stellen uns vor, auf einer Märchenwiese zu sitzen, vor uns erstrecken sich herrliche Täler mit Schlössern und Burgen, in denen die Märchen gesponnen wurden, die wir unseren Kindern erzählt haben.

Wir blicken nun auf unsere Zehen, die ausgestreckt werden. Wir stellen uns die Wiese unter unseren Füßen vor, und nun sehen wir eine kleine durchsichtige Fee auf unsere Zehen klettern. Sie möchte hochgehoben werden, um auch einen Blick auf die herrlichen Täler vor uns zu werfen.

Langsam *atmen wir ein* und beginnen die durchgestreckten Knie zu heben. Noch ein wenig mehr, noch ein kleines wenig mehr. *Wir halten den Atem an* und lassen die Elfe über die Landschaft blicken. Wir strecken die Kniekehlen durch und fühlen, wie

120

sich die Oberschenkelmuskeln spannen. Wir atmen aus während wir die gestreckten Beine langsam senken, und fühlen, wie die Beine herrlich durchblutet werden.

Wir sollten diese Übung 5mal hintereinander machen, und dabei richtig atmen, da dadurch die Übung weit wirksamer ist. Wir sollten unserer kleinen Elfe Aufmerksamkeit schenken, da dadurch unser Geist abgelenkt wird, unsere Nerven sich für diese Zeitspanne ausruhen können und sauerstoffangereichertes Blut durch unsere Gefäße strömt, was wir genau spüren können.

Wir sollten unsere Kinder, Enkel und Freunde verführen mitzumachen, denn Gott sei Dank, ist im Herzen jeder Mensch ein Kind geblieben und jeder Körper dankt für richtige Bewegung, Atmung und Entspannung.

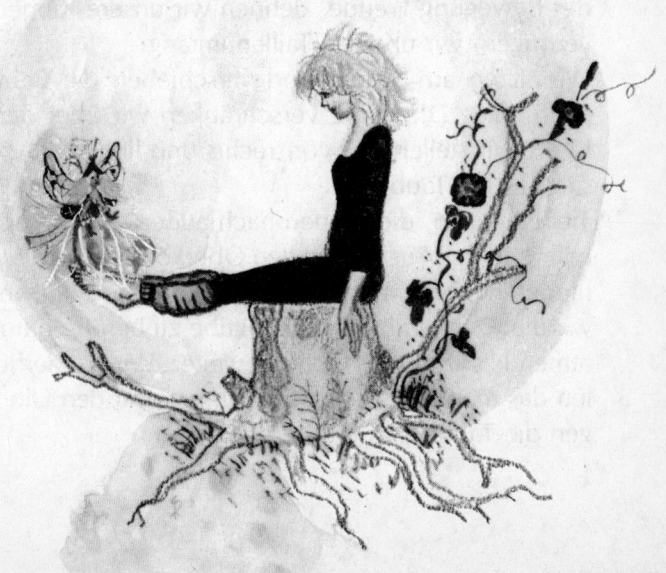

Bewegen und atmen mit Freude

Auf dem Boden sitzend
(Verboten bei Kniebeschwerden)

Die Taube ist ein Symbol der Ruhe und der Liebe. Wir müssen uns selbst lieben können, denn nur dann können wir einen anderen Menschen lieben. Liebe kann alles verwandeln: Abneigung in Zuneigung, Unstimmigkeit in Harmonie, Anspannung in Entspannung, Mißmut und Selbstmitleid in Heiterkeit.

Lieben wir uns, unseren Körper wie er ist. Machen wir immer das Beste daraus. Empfinden wir an jeder Bewegung Freude, dehnen wir unsere Rippen, verringern wir unseren Taillenumfang.

Wir sitzen am Boden und verschieben die Beine nach links. Die Arme verschränken wir über dem Kopf. Wir stellen uns vor, rechts und links von uns sitzt je eine Taube.

Tief einatmen, die Rippen nach außen dehnen und während des Ausatmens den Oberkörper nach links hinunterkippen lassen. Mit den Ellbogen versuchen wir die weichen Federn der Taube zu berühren und atmen leicht durch die Nase weiter. Wir wiederholen das mehrmals, versuchen immer mit den Ellbogen die Taube zu berühren.

Dann verschiebt man die Beine nach rechts, und versucht die Übung auf der rechten Seite. Wir empfinden dabei Ruhe, fühlen wie sauerstoffangereichertes Blut durch unseren Körper strömt.

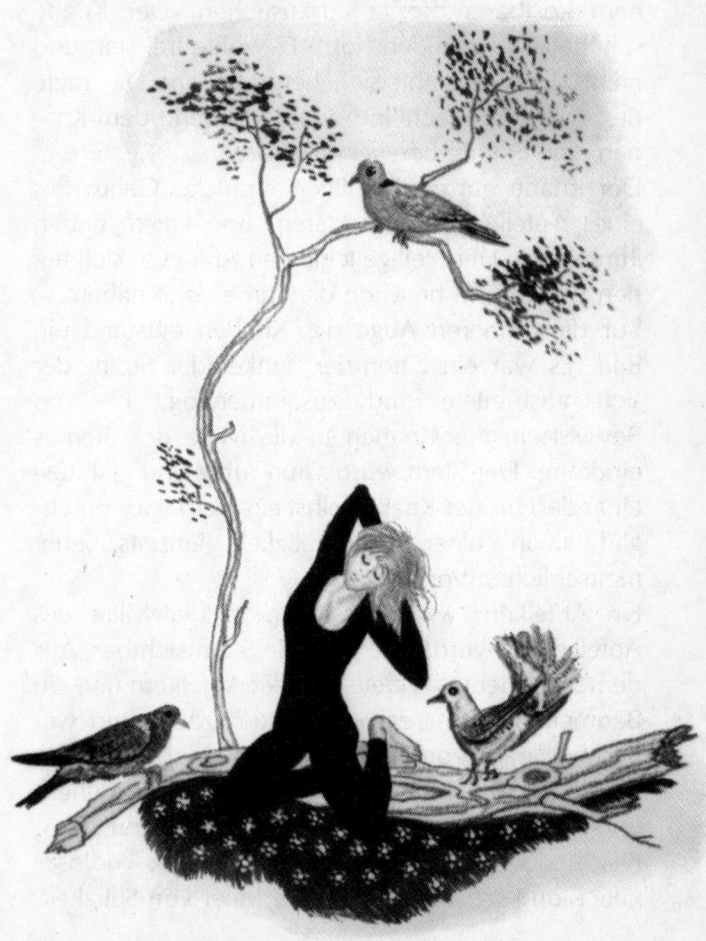

Erstaunt sah der Junge ihn mit seinen großen, dunklen Augen an, dann schüttelte er den Kopf. Er hatte keinen Wunsch. Er war mit allem zufrieden, wie es war. Der Heilige ermutigte ihn, sich etwas aus seinem kostbaren Besitz auszusuchen. Der Knabe schüttelte wieder den Kopf. Er wollte frei sein und nichts Unnützes mit sich herumtragen. Da fragte der Heilige ihn lächelnd, womit er denn dem Knaben eine Freude bereiten könne?

Der Knabe bat den Heiligen, ihm das Geheimnis eines Apfelkernes zu erklären, und kniete neben ihm nieder. Der Heilige legte den Apfel vor sich auf den Boden und berührte die Stirne des Knaben.

Vor dem inneren Auge des Knaben entstand ein Bild. Es war ein zitternder, funkelnder Stern, der sich ausbreitete und zusammenzog, bis das Bewußtsein des Knaben in die Mitte des Sternes eindrang. Der Stern wurde nun ruhig und glitt auseinander, bis der Knabe selbst ein Stern war, durchglüht von einer Glückseligkeit jenseits jeder menschlichen Vorstellung.

Ein Apfelkern wurde sichtbar. In der Mitte des Apfelkernes wurde ebenfalls ein Stern sichtbar. Aus dem Stern heraus öffnete sich der Apfelkern und ein Bäumchen wuchs empor, wurde größer und war gleich darauf von rosaroten Blüten übersät. Aus einer der Apfelblüten stieg ein kleines Mädchen, und in ihren hellen Locken schimmerten Sternchen. Der Knabe empfand bei ihrem Anblick endloses Glück und schwamm in einem Meer von Seligkeit.

Lange danach erwachte der Knabe zum irdischen Bewußtsein. Dort, wo der Heilige den Apfel auf den Boden gelegt hatte, wuchs ein Apfelbaum, dessen Äste beladen mit köstlichen Früchten waren. Unter dem Baum aber stand ein kleines Mädchen, das ihm entgegenging und ihm einen Apfel reichte. Da verstand der Junge den Heiligen. Gott weilt im Herzen eines jeden Lebewesens als höchster Lenker. Er ist der letztliche Mittelpunkt aller Lebewesen. Er erfüllt alle Wünsche dann, wenn man ihre Erfüllung nicht erstrebt.

Oktober

Das Geschenk

*G*roß und mächtig wie ein Schirm breitet die tausendjährige Eiche ihre Schatten über den Boden. Das grüne Blätterdach hebt sich vom klaren blauen Himmel ab, und zwischen den Blättern zwitschert, raschelt und singt es, wie in einer fröhlichen kleinen Stadt.

Jedes der Eichenblätter hat, nachdem es der Knospe entschlüpft ist, sein eigenes Schicksal. Baba war ein besonders großes, schön geformtes Eichenblatt. Er ließ sich vom Wind schaukeln, blickte hinunter auf die Wiesen und das hohe Gras, das sich im Wind bewegte wie weiche Wellen, auf denen Blumen schwammen. Die Zeit verging im Flug.

Alte Weiblein holten in Weidenkörben junge Eichenrinde, um damit Krankheiten zu heilen. Junge Mädchen flochten einen Eichenkranz für den besten Schützen des Dorfes. Verliebte schnitzten ein Herz in den Stamm der alten Eiche.

Als die Berge vom ersten Schnee bezuckert wurden, begann sich Baba goldbraun zu färben, und war sehr stolz auf seine prächtige Farbe. Eichelhäher und Eichhörnchen waren tägliche Besucher, am Boden wurde fleißig genascht und gesammelt, denn der Tisch war für alle reich gedeckt.

Durch die Muskulatur können wir dem Becken mehr Halt verschaffen

Am Boden knien, auf die Hände gestützt

Wir knien am Boden und stützen uns auf die Hände. Der Kopf wird nur angehoben, wenn wir gelenkig sind, sonst in gerader Fortsetzung zum Rückgrat halten.

Wir heben das rechte Bein in gerader Fortsetzung zur Wirbelsäule und strecken es rückwärts, wobei wir leicht die rechte Seite des Rückens und das Becken nach hinten schieben.

Langsam zurück und das Bein senken, dann die andere Seite. Bitte langsam und das Bein nicht zu hoch anheben. Die Übung auf jeder Seite 1mal.

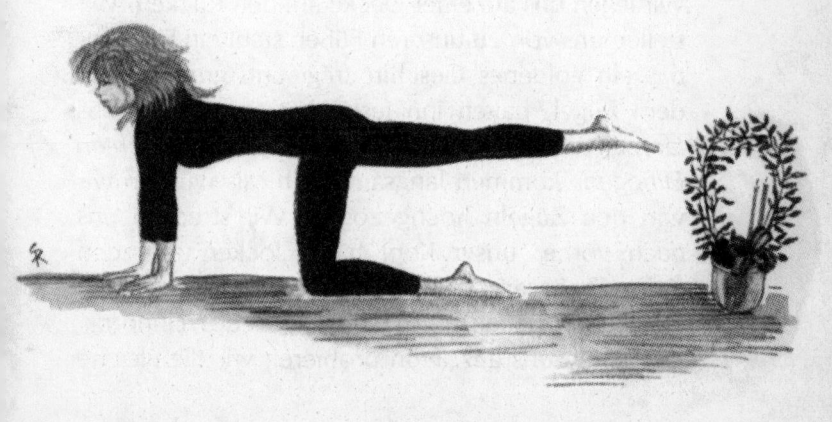

Ein Einhorn mit goldenem Zügel hilft bei dieser Übung

Auf dem Rücken liegend

Wissenschaftler nehmen an, daß die Entwicklung des Lebens auf der Erde mit einzelligen Tieren anfing. Zwei Milliarden Jahre später erschien der Mensch. Um sich zu ernähren, mußte er sich auf vielfältige Weise bewegen, sein Muskelkorsett hatte täglich genügend Bewegung, die uns heute in unserer Zivilisation fehlt.

Die Knochen des menschlichen Körpers werden von mehr als 600 Muskeln bewegt, und ihnen soll unsere Übung heute gelten. Unser Körper ist ein Wunder, unsere Phantasie ein Geschenk!

Wir legen uns auf einer Decke auf den Rücken. Wir stellen uns vor, zu unseren Füßen steht ein Einhorn, das ein goldenes Geschirr trägt und greifen nach dem Zügel, halten ihn fest. Nun richten wir uns *langsam auf,* stützen uns dabei auf den *rechten Ellbogen,* kommen langsam hoch, als würden wir von den Zügeln hochgezogen. Wir strecken uns nach vorne, unser Kopf hängt locker über den Knien. Langsam Wirbel für Wirbel *zurücksinken,* die Hände halten immer die Zügel des Einhorns. Wir ruhen uns aus. Nun probieren wir die gleiche

Übung auf der linken Seite, je langsamer desto besser. Wer kann, versucht sich ohne Ellbogenstütze geradeaus aufzurichten.

Gerade in der kalten Jahreszeit ist der Körper dankbar für Bewegung, und ich bitte darum, seinem Körper, seinem Muskelkorsett 10 Minuten Zeit am Tag zu schenken. Erst im Winter, wenn es draußen sehr kalt ist, wird man gewahr, daß es immergrüne Bäume gibt.

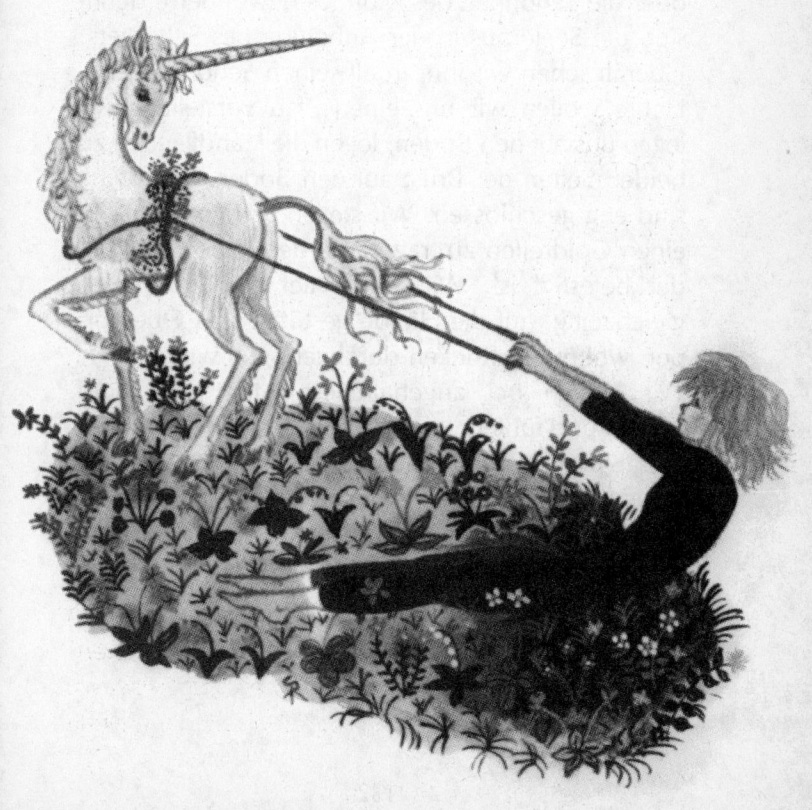

Bauchmuskeln und Rückgrat werden gestärkt

Auf dem Boden liegend

Wenn wir das Wunder eines Sonnenuntergangs oder die Schönheit des Mondes bewundern, dehnt sich die Seele aus in der Anbetung des Schöpfers. Überall sehen wir ihn, in all seinen Schöpfungen.

Heute wollen wir uns einen Pfau vorstellen. Wir legen uns auf den Boden, legen die Handflächen zu beiden Seiten der Brust auf den Boden. Die Beine sind eng geschlossen. Wir stellen uns vor am Kopf einen Goldreifen zu tragen, an dem eine Pfauenfeder befestigt ist. Wir atmen tief ein und heben gleichzeitig, auf die Hände gestützt, den Oberkörper, wobei der Rücken durchgebogen wird.

Wir biegen bei angehaltenem Atem den Kopf zurück und fühlen, wie die Pfauenfeder leicht unser Gesäß berührt. Während des Ausatmens kehren wir langsam in die Ausgangsstellung zurück.

Diese Pfauen-Übung macht das Rückgrat elastisch und kräftigt die Bauchmuskeln. Sehr hilfreich bei Blähungen.

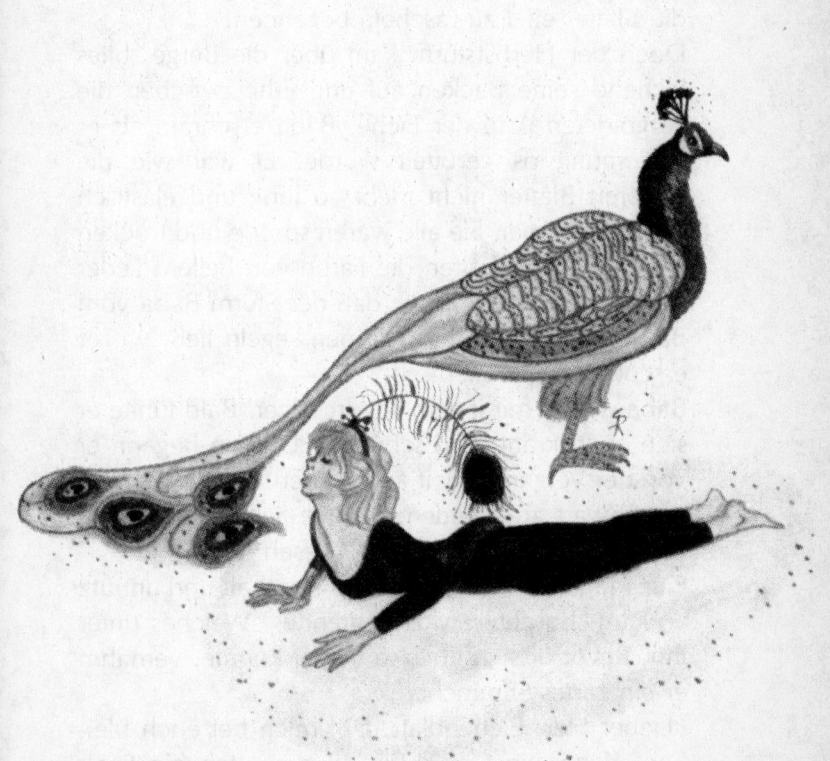

Die reifen, prallen Eicheln kollerten aus ihren Hülsen zu Boden und die leeren Hülsen sahen aus wie kleine Pfeifchen, mit denen die Kinder spielten. Eicheln wurden gesammelt, um daraus Christbaumschmuck zu basteln, oder sie wurden geröstet für einen gesunden Kaffee, der viele Krankheiten heilt. Wanderer blieben vor dem herrlichen Eichenbaum stehen und bewunderten die Farbenpracht, so daß die Blätter eitel zu rascheln begannen.

Doch der Herbststurm kam über die Berge, blies lachend seine Backen auf und fuhr zwischen die vergoldeten Äste der Eiche. Baba erschrak, als er erbarmungslos gerüttelt wurde. Er war wie die anderen Blätter nicht mehr so jung und elastisch wie im Sommer. Sie alle waren spröde und trocken geworden und hatten die Farbe von hellem Leder bekommen. Es geschah, daß der Sturm Baba vom Baum fegte und ihn zu Boden segeln ließ, wo er erschöpft liegenblieb.

Baba wurde mit jedem Tag trauriger. Bald fühlte er sich auch krank und schwach. Und so begann er von der Vergangenheit zu träumen, anstatt sich der Gegenwart zu erfreuen. Schnee fiel und bedeckte das erstemal die Berge und Wiesen.

Eines Tages, als Baba sich besonders alt und unnütz vorkam, huschte etwas Duftendes, Weiches unter ihn. Bevor er sich noch aufregen konnte, vernahm er ein zartes Stimmchen:

»Lieber Herr Eichenblatt, laßt mich bei euch bleiben, denn sonst muß ich erfrieren. Ich bin Seelchen, eine Blumenfee, und habe zu lange mit meinem Freund, dem blauen Schmetterling, gespielt. Jetzt ist der Boden gefroren und ich kann nicht mehr in mein Haus unter den Baumwurzeln.«

Baba wünschte in diesem Augenblick ganz tief in seinem Herzen helfen zu können. Er rollte sich um Seelchen wie ein kleines elastisches Haus. Es war wie Zauberei. Rund um das Eichenblatt Baba begann es hell zu leuchten. Es sah aus, als hätte jemand eine Laterne in das Eichenhäuschen gezaubert. Im Umkreis von diesem Licht schmolz der Schnee, daß man die Wiese sah.

Der junge Wolf hatte es mit eigenen Augen gesehen und erzählte es dem Baummarder, der hoch oben in der Eiche wohnte. Der Baummarder erzählte es dem Kleiber, der sogleich einige Eicheln zerkleinerte, um Seelchen einen heißen Eichelkaffee hinunterzubringen. Auf seinem Weg zu Seelchen traf er den bunten Distelfink und erzählte ihm von dem Wunder. Und der Distelfink besuchte die beiden Dompfaffen, um ihnen das Neueste zu erzählen. Da flogen die Dompfaffen in den Kirchturm, wo der blaue Schmetterling schon fast erfroren war, und brachten ihn in ihrem warmen roten Brustgefieder zu Baba, damit er dort mit Seelchen überwintern konnte.

In schönster Harmonie verbrachten die Freunde den langen Winter. Baba freute sich jeden Tag an allem wie es war, und sehnte sich niemals wieder nach der Vergangenheit.

Als es Frühling war, verabschiedeten sich der Schmetterling und Seelchen. Auch die anderen hatten viel zu tun und, Baba war wieder allein. Aber er war so voller Freude darüber, daß er anderen Liebes tun durfte, daß er weithin leuchtete.

Ein Maler ging an der tausendjährigen Eiche vorüber und sah das helle Eichenblatt unter dem kahlen Baum liegen. Er hob es auf und hatte das Gefühl, es sei ein Geschenk. Der Maler trug Baba nach Hause und malte Baba in all seiner Schönheit. Während er malte, ließ ihn Gott in die Seele Babas hineinsehen und der Maler dankte Gott dafür.

Als das kleine Bild von Baba fertig war, legte der Maler Baba auf seinen Schreibtisch. Dort liegt Baba nun, und läßt den Maler niemals vergessen, wie wunderbar Gottes Schöpfung ist.

November
Vorfreude

Vor meinem inneren Auge sehe ich eine Stadt. Die Tage sind kurz und die Nächte lang geworden. Still gehe ich durch die Straßen, die mir vertraut sind. Mein Mantel ist weich wie der Novembernebel. Der Schnee unter meinen Füßen ist leicht und weiß. Leise fallen Türen ins Schloß.

Lichter strahlen wie leuchtende Sternlein aus den heiteren Auslagen. Ich bleibe stehen und blicke in ein Fenster. Auf bunt gemusterten Stoffen liegt Christbaumschmuck, und ich sehe wunderschöne Kerzen. Ich betrachte alles und werde ganz ruhig. Wärme breitet sich in meinem Herzen aus. Ich denke an einen Menschen, den ich liebe, und wann ich ihn sehen werde.

Eine silberne Christbaumkugel sieht aus wie eine kleine Schale. Sie leuchtet rosarot im Inneren, und ich gehe in das Geschäft, um die Kugel und Kerzen zu kaufen. Ich kaufe auch rosarote Bänder. Froh und heiter gehe ich weiter zu einem Markt.

Es duftet nach Kastanien. Die Stände sind mit farbigen Lichtern geschmückt, die aussehen wie bunte Ketten. Ich gehe zu einem Stand mit herrlichen Tannenzweigen, rote Äpfel liegen daneben in einem Korb. Die schönsten Tannenzweige und

Mit Fröhlichkeit eine leichte Übung vor dem Aufstehen

Auf dem Rücken liegend

Aus verwehten Zeiten wollen wir einen Jagdbogen am Rande eines Teiches, auf dem leuchtende Seerosen schweben, finden. Wir wollen uns vorstellen, selbst ein federnder Jagdbogen zu sein, der sich zum Blau des Himmels hinaufwölbt.

Es ist eine leichte Übung, die sogar im Bett ausgeführt werden kann, bevor wir morgens aufstehen.

Wir liegen auf dem Rücken und ziehen die Füße dicht an den Körper und schließen die Augen; die Augen sollen ausruhen. Wir *heben den Rücken und das Gesäß vom Boden* auf und atmen gleichzeitig tief ein. Wir halten den Atem an, solange wir können, wobei der Rücken möglichst durchgebogen wird. Dann atmen wir aus und lassen den Rücken langsam zu Boden sinken. Wir wiederholen die Übung 3- bis 4mal und immer stellen wir uns dabei vor, daß wir ein elastischer Bogen sind, der sich in das Blau des Himmels wölbt. Wir dehnen uns in ein Blau empor, das sich im Wasser des Teiches spiegelt. Wir belasten unseren Geist nicht mit Dunklem. Nur Fröhlichkeit ist in unserem Herzen, ein Zeichen für die Gegenwart Gottes in uns.

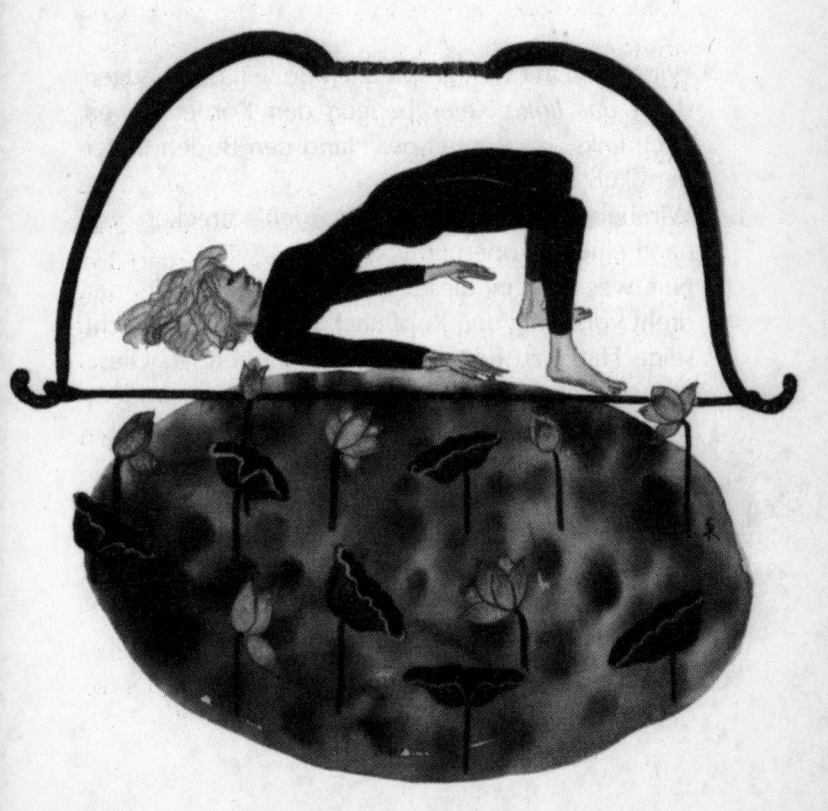

Elastizität und Körperbeherrschung schaffen Freude

Stehend
(Diese Übung würde ich nur empfehlen, wenn
jemand regelmäßig Körperübungen macht)

Wir stehen mit weit gespreizten Beinen und beugen dann *das linke Knie,* beugen den Körper soweit nach links, bis wir mit der Hand den Boden hinter dem Fuß erreichen.

Wir heben die *rechte Hand hoch,* strecken uns nach einer schönen Erntekrone.

Nur wer sich in dieser Stellung sicher fühlt, der dreht vorsichtig den Kopf nach rechts und versucht seine Hand zu betrachten, die erhoben ist. Diese Übung sehr langsam und vorsichtig beenden. Übung 1mal, auf jeder Seite.

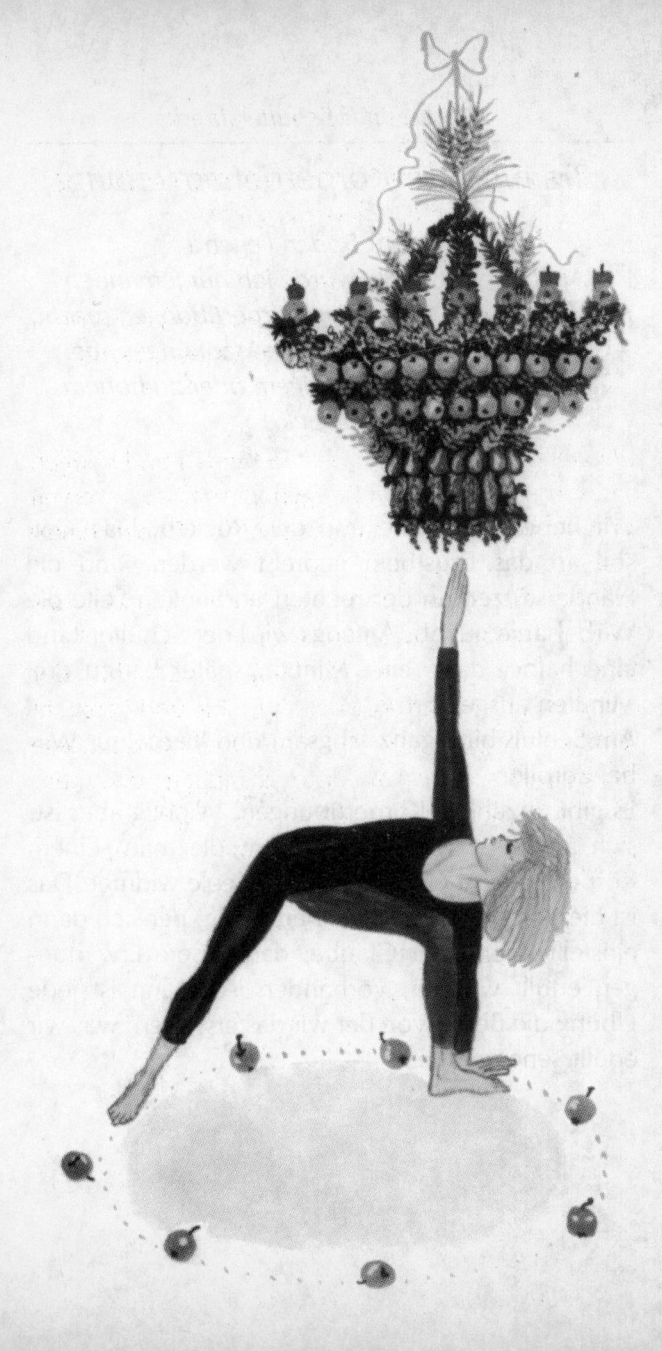

Training zur Körperbeherrschung

Auf dem Boden liegend
(Auch diese Übung würde ich nur jemanden
empfehlen, der regelmäßig Körperübungen macht.
Verboten bei Schilddrüsenerkrankungen, bei
Schnupfen, bei zu niedrigem oder zu hohem
Blutdruck.)

Wir heben die Beine und den Rücken. Das Kinn soll an das Brustbein gepreßt werden, und die Hände stützen an der rechten und linken Seite die Wirbelsäule gut ab. Anfangs wird der Schulterstand eine halbe, dann eine Minute, später bis zu drei Minuten ausgeführt.

Am Schluß bitte ganz langsam und Wirbel für Wirbel abrollen.

Es gibt unzählige Körperübungen. Wichtig aber ist, sich auf die Minuten zu freuen, die man seinem Körper, seinem Geist und seiner Seele widmet. Das ist die Voraussetzung für einen Erfolg, der sich dann einstellt, wenn der Glaube, daß unsere Erwartungen erfüllt werden, vorhanden ist. Dann ist jede Übung die Beste, von der wir das erwarten, was wir erfüllt sehen wollen.

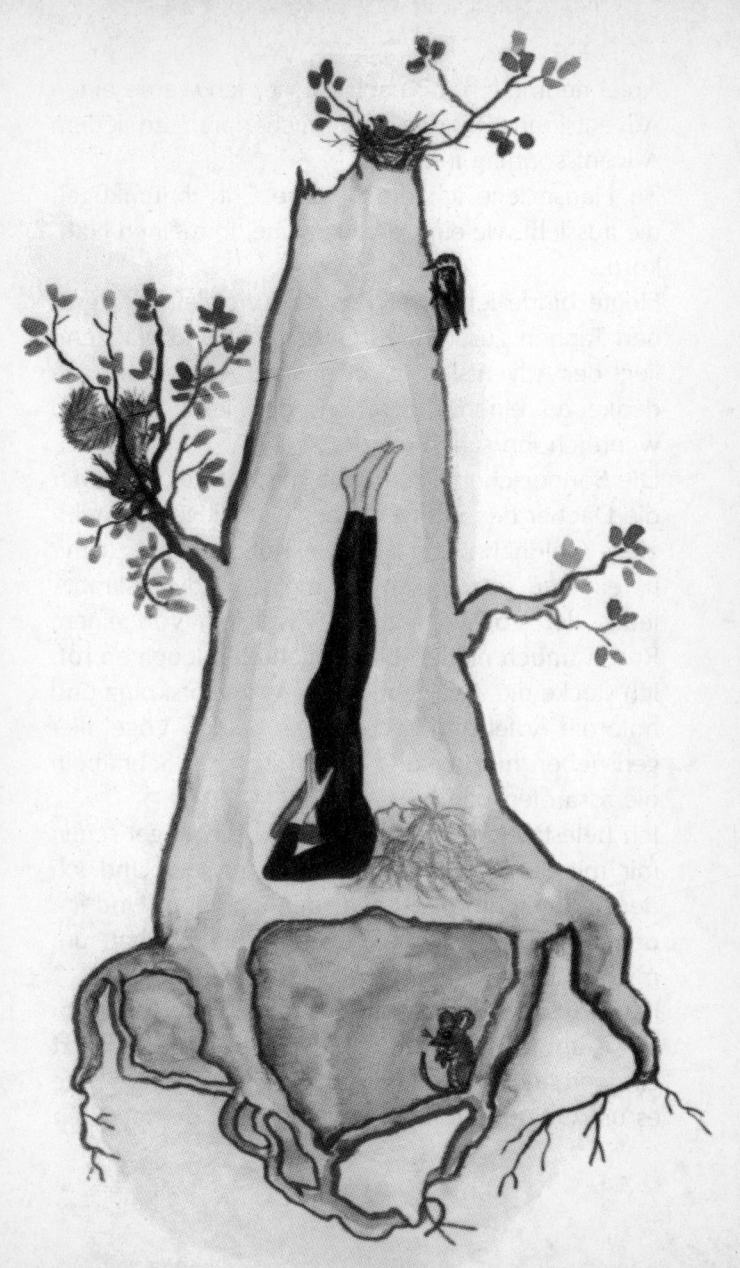

Äpfel nehme ich mit nach Hause. Ich werde einen Adventskranz binden und mich daran an jedem Adventssonntag freuen.

Zu Hause lege ich die silberne Christbaumkugel, die aussieht wie eine kleine Schale, in meinen Nähkorb.

Heute binde ich Zweiglein für Zweiglein der grünen Tannen zusammen. Ganz dicht und glänzend liegt der Adventskranz vor meinen Augen, und ich denke an einen Menschen, den ich liebe, und wann ich ihn sehen werde.

Die Sonne scheint. Ich öffne das Fenster, um über die Dächer der Stadt zu sehen. Da fliegen ein winziges Goldhähnchen und ein Rotkehlchen zu mir herein und setzen sich auf meinen Adventskranz. Jedes der Vöglein legt ein Zweiglein von einem Rosenstrauch nieder. Die Hagebutten leuchten rot. Ich stecke die Zweige in meinen Adventskranz und hole die Äpfel und Kerzen. Die beiden Vögel fliegen neben mir her und tragen in ihren Schnäbeln die rosaroten Bänder.

Ich befestige die erste Kerze, und die Vögel sehen mir mit dunklen glänzenden Augen zu. Und ich denke an einen Menschen, den ich liebe. Und ich denke, daß er mir die Vöglein geschickt hat, um mich glücklich zu sehen.

Ich befestige die zweite Kerze. Da bewegt sich etwas an der Türe, und ich öffne sie. Draußen sitzt ein frierendes Kätzchen und sieht mich an, als bitte es um Quartier. Ich nehme das frierende Kätzchen

mit herein und lege es auf mein Bett. Und ich denke
an einen Menschen, den ich liebe. Und ich denke,
daß er mir das Kätzchen geschickt hat, damit ich
nicht einsam bin.

Ich befestige die dritte Kerze. Da fällt mit Getöse
ein alter Blumentopf vom Geländer meines Bal-
kons. Ich gehe hinaus und finde ein weißes Hermelin. Es sieht aus wie ein verwunschener Prinz und
schlüpft unter meine Bücherwand. Und ich denke
an einen Menschen, den ich liebe. Und ich denke,
daß er mir ein Hermelin geschickt hat, um mir zu
sagen, daß ich seine Prinzessin bin.

Ich befestige die vierte Kerze und schlinge mit meinen liebsten Gedanken das Band um meinen
Adventskranz. In der Mitte des Kranzes knüpfe ich
eine schöne Masche. Dann gehe ich zu meinem
Nähkorb, um die silberne Christbaumkugel zu
holen, die meinen Adventskranz schmücken soll.

Ich öffne mein Nähkörbchen. Vor meinen Augen
sehe ich ein Bild von rührender Schönheit. In der
Wölbung der silbernen Kugel schläft zusammenge-
rollt eine seidige Haselmaus. Und ich denke an
einen Menschen, den ich liebe. Und ich denke,
daß er mir eine kleine Maus geschickt hat, damit
ich ruhig schlafen kann.

Ich schließe vorsichtig mein Körbchen und sehe
plötzlich, daß ein zweites Haselmäuschen in dem
Körbchen wohnt. Da weiß ich, daß der Mensch, an
den ich denke, mich liebt. Und ich weiß, er wird
mich niemals am letzten Adventssonntag alleine

lassen, denn in seinem Herzen wohnen die Gedanken einer ewigen Liebe, wie die Natur sie kennt. Und so fühle ich den Mantel des Universums in seiner ganzen Weisheit und Farbenpracht um meine Schultern gelegt. Ich weiß, ich bin niemals allein.

Dezember
Weihnachtsschmuck

*H*eute ist milder Frieden in unseren Herzen und wir denken an die Weihnachtstannen vergangener Jahre. Wie zum Gruße neigen die Lichter sich uns zu, und wir denken über das schönste Fest, das unserer Welt beschieden ist, nach. Wir gedenken unserer Liebsten, die um uns sein können, und wir denken an unsere Liebsten, die uns von oben segnen.

Durch die stille winterliche Mitternachtsluft schwingen Glockentöne zu den wassertragenden Wolken hinauf. Dort oben, so nahe bei Gott, wohnt Divi, ein kleiner Wassertropfen, und seine vielen Geschwister. Sehnsüchtig blickt die Wassertropfenschar auf die Erde herunter.

Nur an einem einzigen Tag im Jahr werden so viele Kerzen angezündet. Die ganze Erde strahlt im Licht und schwebt in einem Lichterkranz. Die Sehnsucht der Wassertropfen, die mit den Menschen mitfeiern möchten, wird immer inniger und größer, je länger sie hinunterblicken.

Während sie träumen dabeizusein, beginnt in ihren kleinen Körpern ein seltsames Kribbeln. Jeder Tropfen beginnt eine andere Form anzunehmen. Keiner der wachsenden Eiskristalle gleicht dem anderen.

Ein paar Minuten – an jedem Ort – zur Entspannung

Im Sitzen

Eine Übung, die wir bei Nervenschwäche, Gefäßkrämpfen, erhöhtem Blutdruck üben sollten.

Es gibt einen Gott. Aber dieser Gott hat viele Namen, und ein jeder von uns nennt ihn bei dem Namen, der ihm am vertrautesten ist.

Wir wollen uns vorstellen, unser Gott steht hinter uns, wenn wir diese Übung versuchen.

Wir setzen uns auf einen Sessel, legen die Hände in den Schoß und schließen die Augen.

Wir stellen uns vor, daß die Atemluft wie kleine Sternlein aus den Nasenlöchern zur Erde sinkt, und nun wieder langsam die Wirbelsäule nach oben steigt, während wir einatmen.

Und wie eine Schleife aus goldenen Sternen atmen wir weiter – durch die Nase aus – hinunter – durch die Wirbelsäule einatmen – nach oben.

Weiter und weiter, ganz leise und ruhig – langsam atmen wir eine Schleife aus goldenen Sternlein, die uns vollkommen ruhig werden lassen.

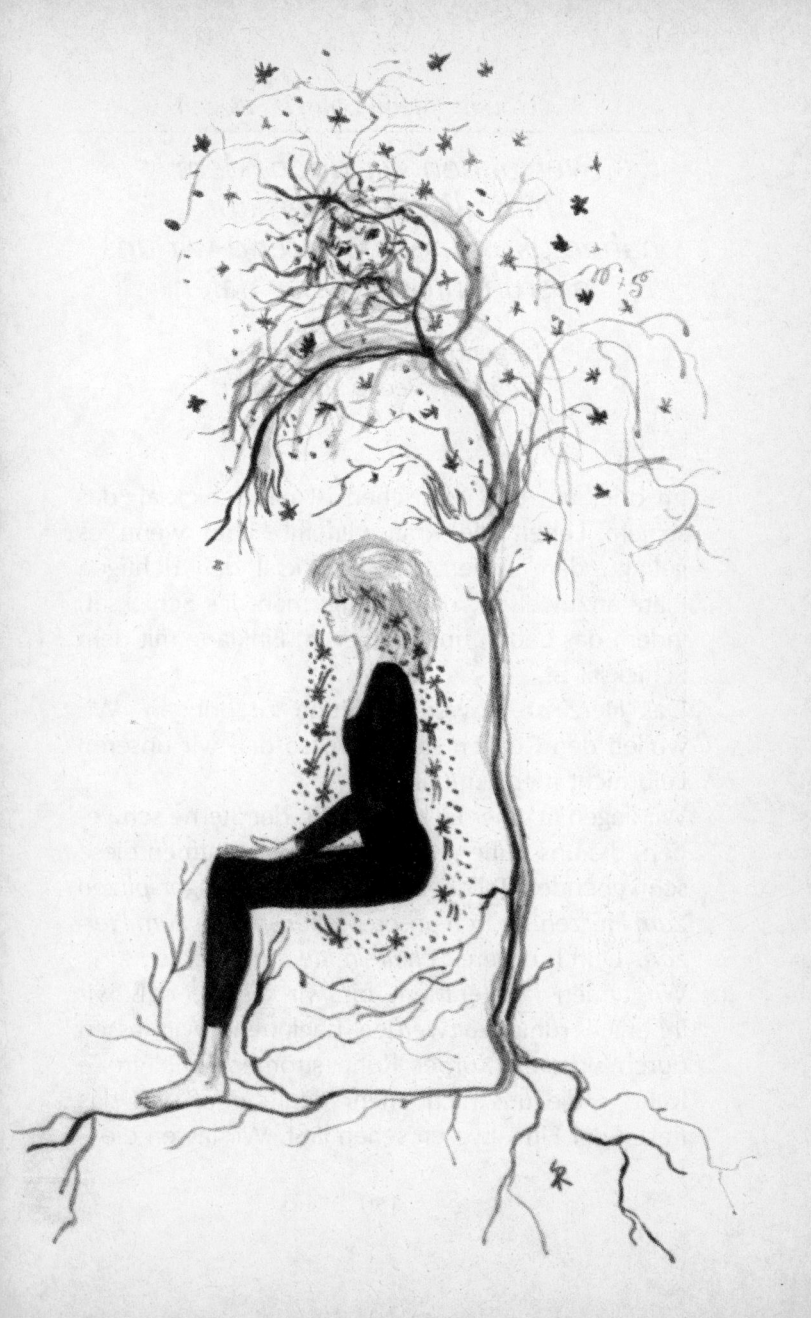

Versuchen wir doch, dem himmlischen Kreislauf näherzukommen, während wir uns ausruhen oder einschlafen

Liegend im Bett, im Freien, auf einer Decke am Boden

Im oder um den Menschen ist ein Schicksal, das seinem Leben die Kraft verleiht. Und wenn es gelingt, dem Leben und Schicksal den richtigen Platz anzuweisen, dann festigt man das Schicksal, indem das Leben unmittelbar im Einklang mit dem Schicksal ist.

Das Herz ist schwer zur Ruhe zu bringen. Wir wollen den Rücken stillhalten, so daß wir unseren Leib nicht mehr empfinden.

Wir liegen in einer Lichtwolke, in der Sterne schweben, die uns Ruhe vermitteln. Und wir atmen diese schwebenden Teilchen durch *unsere Fingerspitzen zum Herzen.* Durch unsere *Zehenspitzen zum Herzen.* Durch unsere *Scheitelmitte zum Herzen.*

Wir atmen konzentriert, bis wir fühlen, daß wir innerlich ruhig zu werden beginnen. Wir lassen durch unseren Körper Ruhe strömen. Die große Ruhe – die uns nicht mehr den Kampf und das Rasen der Einzelwesen sehen läßt. Wir lassen die –

große Ruhe durch uns strömen, um einmal die großen Gesetze des Weltgeschehens verstehen zu lernen.

Wir liegen in einem Lichtermeer und unsere *Finger* und *Zehen* sind wie ein Stecker, der an ein *geheimnisvolles strahlendes Energienetz angeschlossen* ist. Es gibt nie Anfänger und Fortgeschrittene. Es gibt überhaupt kein einziges Lebewesen, das dem anderen gleicht. Jedes Lebewesen handelt, fühlt und denkt anders. Sieht, und empfindet anders.

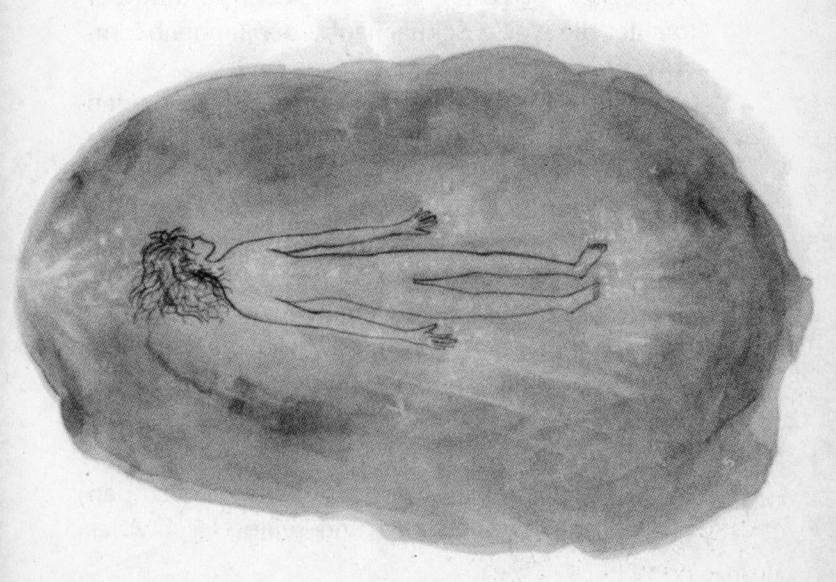

Von weitem aber sehen sie alle aus wie gläserne Sterne.

Als die Menschen auf der Erde die Weihnachtskerzen anzünden, beginnt aus den wassertragenden Wolken ein dichter weißer Schleier von Schneeflocken zur Erde hinabzurieseln.

Duftiger Schnee hüllt die Häuser und Dächer, die leeren Straßen und Parks, die gefrorenen Seen, die Berge, Wälder und Täler wie eine wärmende Decke ein.

Divi und seine Geschwister schweben in einen Gebirgswald hinunter. Auf den Zweigen von zwei Tannenbäumchen bleiben sie liegen.

In einem alten gestürzten Baum wohnt eine Eule. Sie plustert ihr gesprenkeltes Gefieder auf und betrachtet die weiße Schneehaube der Tannenbäumchen mit großen goldenen Augen.

Unter den Wurzeln in einer moosgepolsterten Höhle wohnt ein Hase. Er putzt sich mit seinem Hinterlauf die großen Ohren.

Eine sanfte Hirschkuh mit großen dunklen Augen liegt am Boden und zupft mit ihrem weichen Maul am Moos.

Friede liegt über dem Wald. Die Sterne am Himmel rücken näher. Die Dorfbewohner gehen zur Mitternachtsmesse und von weitem hört man ihre Stimmen. Das Licht der Handlaternen huscht über die verschneiten Wege.

Um Mitternacht zieht ein heller Stern über den Himmel und erinnert Divi und seine Geschwister an die Geburt des Jesuskindes. Sie haben nur einen einzigen Gedanken: Sie wollen dem Christkind einen Tannenbaum schmücken. Er soll strahlen und leuchten wie kein anderer sonst.

Ihre Gedanken verwirklichen sich augenblicklich. Sie verwandeln sich in Wassertropfen zurück. Ihre irdische Form löst sich auf, und sie hängen wie Wasserperlen an den schlanken Zweigen der Tannen.

Von oben fällt ein blendender Strahl reinen, weißen Lichtes. Wo der Lichtstrahl aufhört, sehen wir zwei Engel, die leise ein Weihnachtslied singen.

Auf der Weihnachtstanne blitzen die Wasserperlen wie kostbare Edelsteine. Es schimmert der Weihnachtsschmuck wie geheimnisvolle Orientperlen. Ihr Glanz ist so lieblich, daß über den Wald und seine Bewohner vollkommene Ruhe kommt.

In der weihnachtlichen Stille schreiben die Engel eine Weihnachtsbotschaft auf ein Pergament.

Als der Morgen heraufdämmert, lassen sich die Wassertropfen zu Boden fallen, um in der Erde zu versickern. Als heller wolkiger Dunst steigen sie zwischen den Flügeln der Engel zum Himmel hinauf. Licht breitet sich über Gottes weitem Weltall aus.

Das Pergament mit der Botschaft blieb unter den Wurzeln des alten Baumes liegen. Jahrzehnte lag es dort. Bis zu dem Tag, als ein geistiges Zeitalter heraufdämmerte und auf der Erde wieder alte Weisheiten und Überlieferungen erweckt wurden.

Übungen zu Zweit

Während der Übungen zu Zweit fühlt man, wo der Partner ängstlich, zurückhaltend, scheu und verunsichert ist. Man fühlt, wo er sich dem anderen öffnen kann, und wenn man das weiß, kann man auf alles Rücksicht nehmen und sich so verhalten, daß wir den anderen nicht verletzen, sondern nur erfreuen. Zwei Menschen sollten lieber miteinander schweigen, statt sich etwas zu sagen, wofür sie noch nicht die richtigen Worte finden.

Den anderen entdecken

Wir sitzen einander gegenüber. Jeder reibt seine Hände fünfzigmal aneinander, bis die Handinnenflächen heiß werden. Die Wärme, die man fühlt, ist Energie, die sich in den Handflächen konzentriert. Ein Partner hält seine Handflächen über die geöffneten Handflächen des anderen. Eine Mutter wird ihre Handflächen über die geöffneten ihres Kindes halten; ein Ratgebender über die des Ratsuchenden; ein Beschützer über den Schutzsuchenden. Schweigend senken sich die Handflächen über die des anderen. Die Hände sollen sich nicht berühren. Die Augen werden halb oder ganz geschlossen, um die Sinne von der Außenwelt abzuziehen.

Beide atmen leise und ruhig durch die Nase. Jeder sendet seinen Atem in Gedanken in die Handflächen des anderen, atmet hin und her, als wolle er ein Netz aus Lichtfäden zwischen den Handflächen weben. Der Herzschlag wird bewußt von beiden empfunden. Arme, Brustraum, Kopf und Gehirn werden schwerelos und leicht. Etwas Warmes, Prickelndes breitet sich um beide aus und strömt an der Hautoberfläche spürbar entlang zum anderen, bis sich beide Ströme miteinander verbinden. Puls, Atemfrequenz und Stoffwechsel werden reduziert. Der Körper ruht. In gegenseitiger Geborgenheit findet ein stiller Austausch von intimsten Gefühlen und Gedanken statt, die sich wohltuend in jede einzelne Körperzelle senken. Göttliches Licht wacht über den ineinanderversunkenen Menschenkindern und behütet sie jetzt und immerdar.

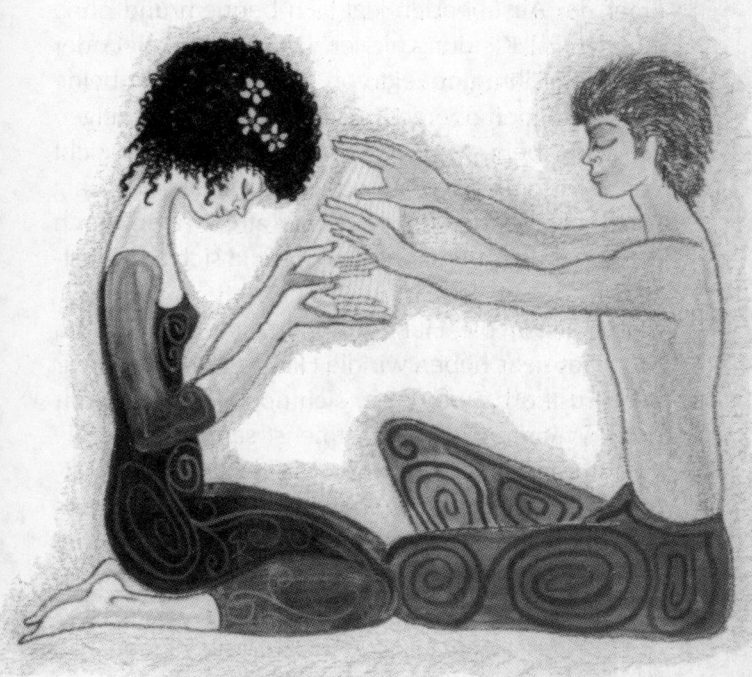

Atmen zu Zweit

Verhaltene Atmung und Muskelverspannungen haben ihren Ursprung oft in anerzogener Vorsicht und Zurückhaltung. Mit dieser einfachen Übung kann man dem Partner seine liebevolle Unterstützung anbieten und ihn bitten, sie anzunehmen.

Einer der Ausübenden legt sich bequem und ohne einengende Kleidung nieder. Der andere kniet oder sitzt hinter ihm und legt von rückwärts leicht beide Hände auf den oberen Brustkorb. Die Finger zeigen zum Brustbein. Mit den Fingern streicht man leicht vom Brustbein nach außen, bis der Liegende ruhig wird und die Augen schließt. Er atmet ruhig durch die Nase, und fühlbar hebt und senkt sich der Brustkorb.

Leicht liegen die Hände am Brustkorb. Während des Einatmens heben wir die Hände, als wollten wir den Brustkorb auffordern, sich noch höher zu wölben. Während des Ausatmens senken sich die Hände mit leichtem Druck. Mit dem neuen Einatmen heben wir die Hände wieder und stellen uns vor, wie alles Lichte und Angenehme eingeatmet wird.

Ruhig erfolgt die Atmung beider. Wie die Wellen des Meeres fließt unser Atem auf und nieder. Die Wellen nehmen Sauerstoff auf und schwemmen

Kohlendioxyd aus unserem Körper. Atmung und Puls werden ruhig, der Körper ist kühl und in tiefer Ruhe. Jeder Atemzug ist heilsam und entspannend. Bevor wir die Übung beenden, streichen wir leicht mit den Fingern über den Brustkorb. Langsam und ausgeruht, öffnen wir die Augen.

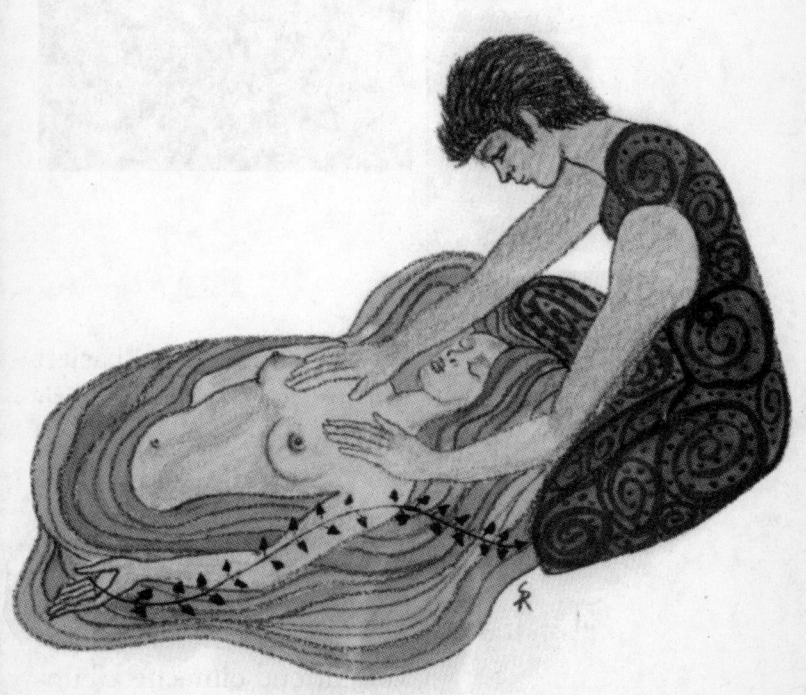

Unentbehrlich
für jeden
Haushalt

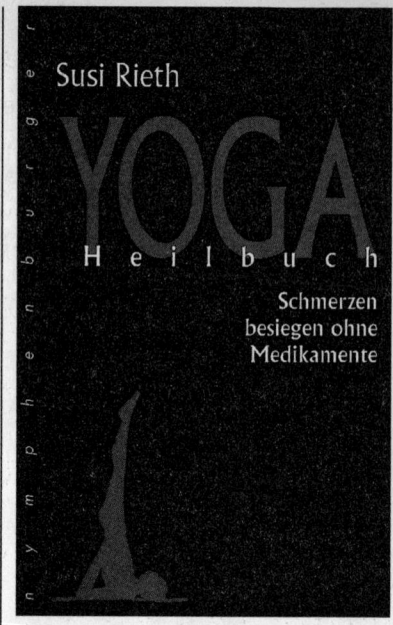

Susi Rieth

YOGA

H e i l b u c h

Schmerzen
besiegen ohne
Medikamente

nymphenburger

Dieses Heilbuch basiert
auf zwanzig Jahren prakti-
scher Lehrerfahrung und
faßt Erkenntnisse zusam-
men, die sogar angeblich
unheilbar kranke Yogaschüler wieder gesund gemacht
haben. Der Leser erlernt
verblüffend einfache Übungen zur Aktivierung der
Selbstheilungskräfte.